행복한 노후생활을 위한

치매예방과 치료

행복한 노후생활을 위한

치매예방과 치료

전도근

서현사

머리말

고령화가 점차 증가하는 추세인 우리나라는 통계청에 자료에 의하면 알츠하이머형 치매가 71.3%에 달하며 혈관성 치매는 16.9%, 그리고 기타 치매는 11.8%인 것으로 나타났다. 그중에서도 65세 이상 노인인구의 25%가 넘는 것으로 밝혀져, 향후 치매환자의 급증에 따른 심각한 사회문제가 예상되고 있다.

치매란 대뇌 신경세포의 손상 등으로 단기·장기 기억력, 사고력, 지남력, 이해력, 언어력, 계산능력, 학습능력, 인지기능과 고등정신기능 등이 지속적·본질적으로 상실되는 병을 말한다. 치매는 한 가지가 아니라 여러 가지 원인으로 발병된 최종적인 결과나 상태를 말한다. 치매의 원인이 되는 질환으로는 내과, 신경과 및 정신과 질환 등 70여 종류가 있는 것으로 알려져 있다.

치매는 노인인구 가운데 높은 유병률(지역 인구에 대한 일정한 환자 수의 비율)을 보이고 있는 무서운 질병이므로 예방과 치료를 빨리 해야 한다. 치매에 걸리면 치매노인뿐만 아니라 치매환자를 부양하고 있는 가족까지 황폐화시키는 무서운 질병이다. 최근 출생률 저하와 평균수명 증가 등으로 고령화 사회가 빠르게 진행됨으로써 노인 치매는 사회문제로 대두되고 있다. 특히 주로 가정에서 담당했던 치매노인 부양이 핵가족화로 인해 점차 공공부문으로 이전되고 있다. 따라서 치매노인에 대한 적극적인 대책이 국가적으로 중요한 정책과제로 부상하고 있다.

더 큰 문제는 인간의 수명이 늘어나는 것에 비례하여 치매가 증가한다는 사실이다. 인간의 수명이 늘어난다는 것은 분명 축복이다. 그러나 빛이 있으면 그림자가 있듯이, 수명이 늘어나는 것이 꼭 좋지만은 않은 듯하다. 현대의학의 발전으로 인간의 평균 수명이 100세까지 늘어날 것으로 전망하고 있지만 증가한 신체의 수명만큼 사람의 뇌 기능을 유지하지 못한다는 점이다. 앞으로 과학의 발전으로 치매를 예방하는 약물이 나올지 모르나 지금까지는 한번 치매에 걸리면 완치가 어려운 것으로 알려져 있다. 그러므로 치매는 사전에 예방하는 것이 가장 효과적이라고 할 수 있다.
이 책은 치매의 원인과 증상을 알아보고, 치매를 예방하기 위한 생활습관과 인지치료 및 행동치료 등 구체적이고 실천적인 방법들을 제시하고 있다. 이 책을 통하여 치매에 대한 기본지식의 습득은 물론 치매에 대한 이해를 높여 치매예방에 도움이 되길 바란다.

저자 전도근

차 례

제3장 치매 치료와 관리

제4장 치매를 예방하는 방법

제5장 치매의 진단과 검사지

제6장 치매예방을 위한 운동요법

부록

제1장

치매의 원인과 증상

1. 치매의 정의

치매(癡呆, dementia)는 de(제거)+mens(정신)+tia(병)라는 뜻이 결합된 라틴어 디멘스(demens)에서 유래된 말로서, 문자 그대로 '정신이 제거된 질병'으로 제 정신이 아님을 의미한다. 한자로는 '어리석다' 또는 '미쳤다'의 치(癡)와 '미련하다'의 매(呆)가 결합된 단어로 '어리석고 미련하다'는 의미를 가지고 있다.

치매는 대뇌 신경세포의 손상 등으로 지능, 의지, 기억 따위가 지속적·본질적으로 상실되는 병을 말한다. 치매는 일반적으로 기억하고, 사고하고, 판단하는 능력의 손실로부터 시작하여 시간이 지날수록 언어능력이 저하되고 신체적 기능이 손실되어 행동하기 어려운 질환에 이르기까지 범위가 넓다. 치매는 뇌가 기질적으로 손상되거나 파괴되어 전반적으로 단기·장기 기억력, 사고력, 지남력, 이해력, 언어력, 계산능력, 학습능력, 인지기능과 고등정신기능이 쇠퇴하게 된다.

치매는 나이든 노인에게만 나타나는 현상으로 생각하지만 실제로는 빠르면 40대부터 발생할 수 있다. 그러나 치매는 대부분 65세 이상의 노인에게 발생하는 노인성 질환이며, 뇌의 만성 또는 진행성 질환에서 생기므로 치매에 걸리면 시간이 지날수록 증상이 심해진다. 치매 초기에는 가벼운 기억에 관련된 장애가 나타나다가 진행될수록 판단장애, 성격변화, 추상적 사고장애, 고위대뇌 피질장애 등을 동반함으로써 판단능력이 떨어지며, 행동에 대한 제한이 어려워져 직업이나 일반적인 사회활동 또는 대인관계에 어려움을 겪는다. 심하면 대소변의 분변이 어렵고 사람한테 공격적으로 위해를 가하기도 한다. 치매의 평균 지속기간은 5~8년 정도이며, 1년에서 10년 사이에 대부분 사망하기 때문에 치매는 사망률이 높은 질환이다.

치매는 1907년 독일의 정신과 의사인 알로이스 알츠하이머(Alois Alzheimer)가 보고서를 발표하면서부터 알츠하이머형 치매가 알려졌다. 당시만 해도 뇌신경섬유가 엉켜진 것과 반점이 치매의 원인으로 생긴 것인지, 치매의 결과로 생겨난 것인지 정확히 알지 못하고 있었다. 알츠하이머의 보고서에 의해 뇌신경 섬

유의 엉킴과 반점이 치매의 원인이 된다고 믿게 되었다.

이후부터 치매의 원인이 무엇인지?, 그리고 어떻게 치매의 원인을 방지하여 치매의 예방과 진행을 억제하고 손상된 뇌신경 섬유를 건강한 뇌신경 섬유로 되돌려놓을 수 있는지에 대한 연구에 많은 노력을 기울였다. 그럼으로써 치매는 알츠하이머병만이 아니라 다양한 원인에 의해 치매가 진행된다는 사실을 알게 되었다.

아직 치매를 완치시키는 방법이 별견되지 않았기 때문에 무엇보다 치매에 걸리지 않는 것이 가장 중요하며, 치매에 걸리더라도 조기진단으로 예방하거나 지연시킬 수 있는 치료를 하는 것이 치매를 극복하는 가장 효과적인 방법이다. 치매는 노인한테 높은 유병률을 보이는 무서운 질병이므로 예방과 치료를 빨리 해야 하는 것이다.

2. 치매의 실태와 예상

전 세계가 고령화 사회로 진입하면서 노인인구의 증가와 함께 치매인구가 급증하고 있다. 우리나라도 치매로부터 자유롭지 않아 2050년에는 치매인구가 200만 명을 초과할 것이라는 전망이 나오고 있다.

의학계 연구에 의하면 치매는 전 세계적으로 65세 이상 노인 중에서 약 5~10% 정도의 유병율을 보이며, 연령의 증가와 더불어 5년마다 유병률이 약 두 배씩 증가하는 것으로 나타났다. 실제로 미국의 통계를 보면 65세 이상에서 치매 유병률은 5%이고, 85세가 넘으면 20% 이상까지 늘어났다. 그리고 2010년 미국에서는 20세기 초반 주요 사망원인이던 세균, 바이러스 같은 미생물에 의한 감염질환은 순위권 밖으로 밀려난 데 비해 치매는 사망원인 중에서 여섯번째로 약진하였다.

치매가 중요한 질병으로 등장하자 1995년 국제알츠하이머협회(ADI)와 세계보건기구(WHO)는 영국 에든버러에서 열린 총회에서 매년 9월 21일을 '세계 치매의 날'로 정해서 치매의 위험성을 인식하도록 하였다.

치매의 종류별 분석을 해보면 알츠하이머형 치매는 가장 흔히 발생되는 치매로 전체의 약 50%를 차지하고 있고, 혈관성 치매는 약 20%, 그리고 알츠하이머형 치매와 혈관성 치매가 동시에 발생하는 경우는 약 15%인 것으로 알려져 있다. 결국 치매의 원인 중 가장 많은 것은 알츠하이머병과 혈관성 치매라고 할 수 있다.

〈표 1-1〉 치매의 종류별 분석

연도	알츠하이머형 치매	혈관성 치매	알츠하이머형 치매와 혈관성 치매
비율	50%	20%	15%

한국의 치매 유병률은 분당서울대학교병원 연구팀이 진행한 '2012년 치매 유병율 조사'(보건복지부, 2013) 결과를 보면 치매 유병률은 65세 이상 노인의 9.18%인 54만1000명(남성 15만 6000명, 여성 38만5000명)으로 나타났다.
국회예산정책처의 통계자료에 의하면 2014년 치매환자는 9.58%(61만 명)에서 2020년 10.3%(84만 명), 2050년에는 15.06%(217만 명)로 증가할 것으로 예측되고 있다. 통계자료를 분석해보면 치매환자 수의 증가는 20년마다 약 두 배씩 증가하는 것으로 나타났다.

〈표 1-2〉 예상 치매환자 수

연도	2020년	2050년
비 율	10.3%	15.06%
인구수	84만 명	217만 명

출처: 국회예산정책서 통계자료

조사결과를 분석해보면 일반적으로 치매는 나이가 들수록 발병률이 높아지며, 남성보다는 여성이 치매에 노출될 확률이 높은 것으로 나타났다. 또한 고학력자보다는 저학력자가 치매에 걸릴 확률이 높은 것으로 나타났다.

치매환자의 실태를 보면 현재 많은 노인들에게 치매가 얼마나 큰 문제인지, 또 수십 년 안에 치매가 얼마나 중요한 건강문제가 될지를 가늠해볼 수 있다. 치매환자의 급증은 결국 향후 심각한 사회문제가 될 것이다.

3. 치매의 문제점

치매에 걸리면 환자 자신뿐만 아니라 치매환자를 부양하고 있는 가족을 황폐화시키는 무서운 질병이다. 치매는 장기적이고 지속적인 보호관리 및 치료를 필요로 하기 때문에 환자는 물론 가족의 정신적·육체적 고충과 경제적 부담을 수반하게 된다.

치매는 환자의 언어능력이 떨어져 인관관계뿐만 아니라 일상생활과 사회생활이 쉽지 않으며, 신체적인 기능들 또한 떨어져 생존 자체를 어렵게 만든다. 따라서 치매에 걸리면 환자 스스로 세상을 살아가거나 치료를 받기 어렵기 때문에 누군가가 부양해야 한다. 부양의 주체는 대부분 가족에 의해 이루어지고, 가족이 없는 경우 노인요양시설에 의존해야 한다. 그러나 지금까지 치매환자를 보호해왔던 가족은 핵가족화, 여성의 사회참여, 가족의 전통적 부양의식의 변화, 노인 단독가구의 증가, 경제적인 어려움 등으로 가족의 부양기능이 약화되고 있는 실정이다.

가족에 의한 부양은 단순히 어린아이를 돌보는 것 이상으로 힘들기 때문에 가족에게 육체적으로도 매우 고단한 일이며, 특히 병원비용과 수발 및 간호 같은 관리비용의 증가로 경제적 부담도 만만치 않다. 때문에 '치매 부모를 모시는 효자도 1년을 못 간다'는 말이 생길 정도다. 이러한 어려움으로 인해 실제 치매환자를 부양하려는 가족은 점차 감소하고 있고, 치매노인 부양을 더 이상 가족에게만 맡길 수 없는 것이 지금의 현실이다. 가정에서 주로 담당했던 치매노인 부양이 점차 공공부문으로 이전되고 있고 치매노인에 대한 대책이 국가적으로 중요한 정책과제로 대두되고 있다. 그러므로 국가와 지역사회, 가족 모두가 공동으로 치매노인 문제의 해결을 위해 노력해야 한다.

문제는 빠르게 고령화 사회가 진행됨으로써 노령인구와 치매노인의 급격한 증가와 치매노인을 위한 각종 의료서비스나 가족의 부양 부담을 덜어주는 다양한 사회적 시스템은 아직도 미비한 상태라는 것이다. 사회적으로 치매환자의 증가와 치매로 여러 문제들이 심각해지고 있지만, 이를 해결하기 위한 정부나 병원에서 치매 치료와 치매 관련 정책들은 아직까지 부양가족을 만족시키기에는 요원한 실정이다. 따라서 급격하게 증가하는 치매환자와 그 가족을 위한 가정과 지역사회 내에서의 적절한 진단과 예방, 치료, 재활을 위한 서비스를 이용할 수 있도록 국가 주도의 치매노인을 위한 재가서비스, 치매전문 요양시설 등 보호서비스의 확충과 치매노인 부양가족을 위한 복지서비스를 체계적으로 도입하는 정책개발의 필요성이 절실히 요구되고 있다.

4. 치매의 특징

치매는 나이가 들면 뇌가 퇴행되면서 생기며, 아무도 모르게 시작되어 서서히 심해지는 것이 일반적인 형태다. 치매는 노인에게 흔히 나타나는 건망증이나 노망 같은 노인성 질환과는 다르다. 노인이 되면서 자연스럽게 두뇌기능이 떨어짐으로써 나타나는 노인성 질환을 치매로 오해하기 쉬운데, 치매는 후천적으로 뇌가 손상되면서 이루어지기 때문에 차이가 있다.

치매로 판정하기 위해서는 몇 가지 특징을 가지고 있어야 한다. 첫째, 치매는 선천적인 것이 아니라 후천적으로 나타나는 현상이어야 한다. 둘째, 뇌의 부분적 손실로 나타나는 증상이 아니라 전반적인 손상으로 나타나는 정신증상으로 나타난다. 셋째, 기억·지능·인격기능의 장애가 전반적으로 있어야 한다. 넷째, 의식의 장애가 없어야 한다. 치매는 정상적인 뇌가 후천적인 질병이나 외상 등에 의한 손상으로 인지기능과 고등지식학습의 기능이 떨어지는 복합적인 증상이기 때문에 유전적 요인이라 보지 않는다.
치매를 일상생활에서 쉽게 알 수 있는 증상은 갑자기 잘 알고 있던 자신의 이름이나 가족과 친척의 이름, 전화번호, 집주소를 잊어버리는 현상이 자주 나타나면 치매의 초기 단계로 의심해봐야 한다. 그리고 생활용품의 용도를 잃어버려 사용을 잘 못하거나 사용처가 아닌 엉뚱한 곳에 놓아두기도 하고, 자신이 하고 있던 일이 무엇이었는지 전혀 기억하지 못한다면 치매를 의심해볼 필요가 있다. 이러한 증상이 일시적일 때는 건망증일 가능성이 높지만 이러한 현상이 자주 빈번하게 일어나야 날 때는 치매를 반드시 의심해야 한다.
뿐만 아니라 요리를 할 때 가족 수보다 현저하게 적거나 많게 요리하는 경우와 음식을 만들 때 요리에 들어가는 조미료를 너무 많이 넣거나 넣지 않는 경우도 있다. 또한 전자레인지에 음식을 만들어놓고도 잊어버리는 거나 자신이 무슨 음식을 만들려고 했는지조차 기억하지 못하기도 한다.
대화를 할 때는 평소 알고 있던 단어를 기억하지 못해 문장 연결이 부자연스럽거나, 말하는 도중에 엉뚱한 단어를 넣어 표현하거나, 알 수 없는 말을 하여 의사소통이 어려운 경우도 있다. 숫자를 보고 읽지 못하거나, 기본적인 계산을 하는데 문제가 있거나 계산능력이 현저히 떨어지기도 한다. 심한 경우에는 자신이 항상 다니던 길을 기억하지 못하고, 자신이 어디로 가고 있는지조차 알지 못하거나, 매일 다니던 길도 생각나지 않아 집에 가는 길을 잃어버리기도 한다.
치매의 평균 지속 기간은 5~8년이며 치매에 걸리면 1년에서 10년 사이에 사망한다. 치매가 진행되면 현재로서 치료할 수 없는 질환이라는 것이 통설이다. 다만 우울증, 갑상선 기능 저하, 당뇨병, 약물중독, 비타민 결핍, 일산화탄소 후유증 등으로 인한 치매 증상은 치료가 가능하다. 그러나 현대의학적인 치매 치료는 사실상 어렵지만, 치매에 걸리기 전에 훈련을 통해 치매를 예방하는 방법에 대한 연구들은 많이 나와 있으며, 치매예방 교육은 병원이나 노인관련 기관 등에서 널리 활용되고 있다.

5. 치매의 종류

치매는 뇌의 기질적인 병변이 원인인데, 병변은 하나가 아니라 여러 가지 원인에 의해 발병된 최종적인 결과나 상태를 말한다. 치매의 원인이 되는 질환으로는 내과, 신경과 및 정신과 질환 등 70여 종류로 알려져 있다.

1) 알츠하이머 질환

알츠하이머형 치매는 1907년 알로이스 알츠하이머가 질환의 뇌 병리 소견을 처음 학계에 보고하였기에 그의 이름을 따서 알츠하이머 질환(AD : Alzheimer's Disease)라고 명명하였다. 알츠하이머 질환은 치매환자 중 약 3분의 2를 차지하기 때문에 노인성 치매라고 부르기도 한다.

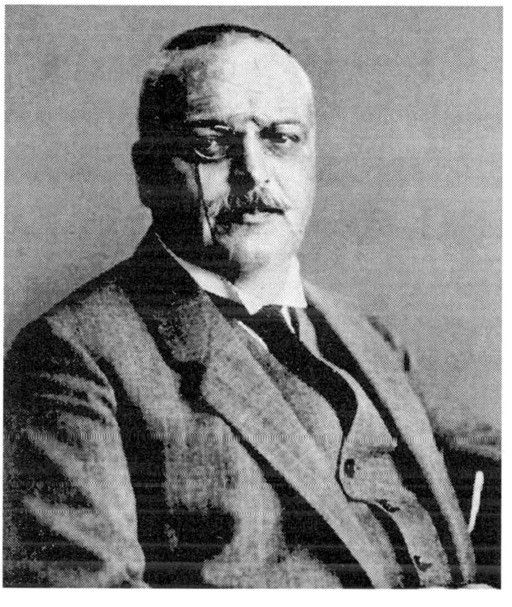

[그림 1-1] 알로이스 알츠하이머(Alois Alzheimer)

알츠하이머 질환은 흔히 나이가 들면서 서서히 인지기능과 일상생활 능력을 저하시킨 후 죽음에 이르게 하는 대표적인 퇴행성 신경정신계 질환이다. 정신과 의사인 알츠하이머는 수년간 진행성 치매로 사망한 여자의 뇌를 해부해본 결과 육안으로 봐도 나이에 비해 뇌가 눈에 띄게 수축되어 있었으며, 조직검사를 해보니 뇌신경 섬유가 엉켜진 것과 반점을 발견하였다. 이후 알츠하이머는 인지기능의 저하가 뚜렷한 환자를 부검해 뇌 조직을 볼 때마다 이와 유사한 소견을 발견할 수 있었다.

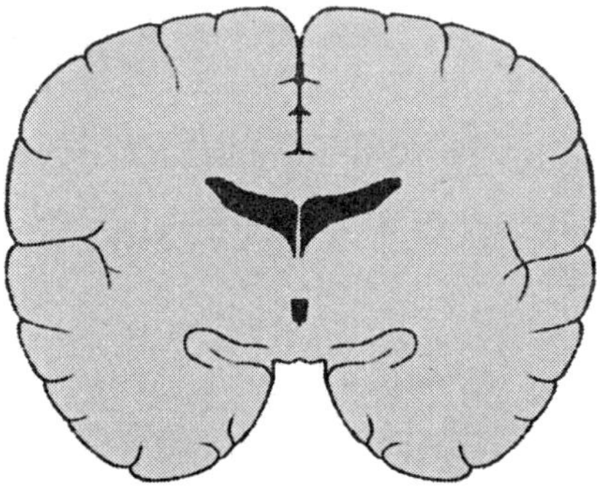

[그림 1-2] 건강한 뇌

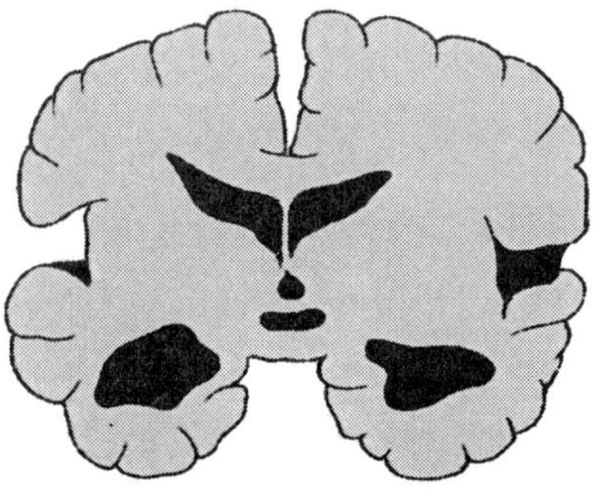

[그림 1-3] 알츠하이머 병에 걸린 뇌

알츠하이머는 치매에 걸린 사람들이 지적 능력을 유지하는데 중요한 뇌 부위에 있던 신경세포들이 많이 없어진 것과 이러한 뇌신경세포 사이에서 오가는 아주 복잡한 신호들을 서로 전달해주는데 필요한 어떤 특정 화학물질의 양이 많이 떨어져 있다는 것을 발견하였다. 그리고 알츠하이머는 치매가 매우 서서히 발병하여 점진적으로 진행되는 경과가 특징적이라는 것을 발견하였다.

알츠하이머형 치매는 주로 65세 이후에 많이 나타나지만, 드물게 40, 50대에서도 발생한다. 발병 연령에 따라 65세 미만에서 발병한 경우를 조발성(초로기) 알츠하이머병, 65세 이상에서 발병한 경우 만발성(노년기) 알츠하이머병으로 구분할 수 있다.

알츠하이머 질환의 첫 번째 증상은 아주 가벼운 건망증이 나타나며, 초기에는 두통, 현기증, 우울증 등 정신증상으로 시작되는 경우가 많다. 이것이 점차 진행되면 고도의 기억력이 감퇴, 공간과 시간의 지남력 상실, 언어 구사력, 이해력, 읽고 쓰기 능력 등의 장애를 가지고 오게 된다. 그리고 이 시기를 지나면 경련발작이나 보행 장애가 나타난다. 그 이후에 질환에 걸린 환자는 불안해하기도 하고 매우 공격적이 될 수도 있으며, 집을 나와서 길을 잃어버리고 거리를 방황할 수도 있다.

2) 혈관성 치매

혈관성 치매는 치매 중에서 두 번째로 많은 것으로, 뇌혈관의 순환장애와 관련된 질환으로 생긴다. 혈관성 치매는 다른 퇴행성 질환과 달리 고혈압과 뇌동맥경화증, 당뇨병 등에 의한 뇌혈관 장애로부터 이차적으로 뇌세포에 변성을 일으키는 것을 말하며 다발성 뇌경색이라고도 한다. 혈관성 치매는 원인에 따라 여러 가지로 분류할 수 있다. 뇌에 피를 공급하는 뇌혈관이 막히거나 좁아져서 나타나거나, 반복되는 뇌졸중(중풍 또는 풍)에 의해서도 나타날 수 있는데, 뇌 안으로 흐르는 혈액의 양이 줄거나 막혀 발생하게 된다. 뇌졸중은 뇌혈관이 막히거나 터져서 그 혈관에 의해 혈액공급을 받는 뇌 조직이 기능을 하지 못하여서 갑자기 나타나는 것이 특징이다. 뇌졸중에 걸린 사람들 중에 4분의 1 이상이 혈관성 치매에 걸리는 것으로 나타났으며, 한국인의 3대 사망 원인 중 하나다.

혈관성 치매는 서서히 조금씩 진행되는 알츠하이머병 치매와는 달리 갑자기 치매현상을 보이거나, 상당 기간에 걸쳐 호전과 악화의 경과를 보이거나, 과거에 뇌졸중의 경력이 있거나, 국소적인 신경학적 이상 소견을 가지는 것이 보통이다. 이러한 혈관성 치매는 기초 질환의 치료와 예방으로 그 증상을 막거나 또한 지연시키는 것도 가능하므로 성인기부터 정기적인 검진에 적극 참가하여 적절한 지도를 받는 것이 중요하다.

혈관성 치매의 초기 증상은 두통, 현기증, 상하지의 무력감, 몸이 저리고 피로하기 쉬우며 집중곤란 등의 신경쇠약 증상으로 시작되는 경우가 많다. 그리고 인지능력이나 정신능력이 조금 나빠졌다가 그 수준을 유지하고 또 갑자기 조금 나빠졌다가 유지되고 하는 식의 단계적 악화의 양상을 보인다.

신체적으로는 팔, 다리 등의 마비가 오거나 언어장애나 구동장애 또는 시야장애 등도 흔하게 나타난다. 인격변화는 비교적 초기에서부터 볼 수 있으며, 원래의 성격이 격렬하고 날카롭게 되는 경우가 많다. 또 하나의 특징은 뇌혈관장애의 과거 경력이 있는 것과 뇌신경증상을 나타낸다는 것이다. 혈관성 치매도 일단 발생하면 완치될 수 없으나, 초기에 진단을 받고 적절한 치료를 받으면 더 이상의 악화는 막을 수 있다.

3) 파킨슨병

파킨슨병은 뇌 질환의 하나로 뇌에 있는 도파민을 전달하는 신경세포가 점차 소실되어, 도파민이 부족해져 발생하며 떨림, 경직, 느린 운동, 자세 불안정성 등 운동신경만이 원활하게 작동하지 못하는 운동신경장애를 말한다. 파킨슨병에 걸린 환자들 중 30~40% 정도는 파킨슨병의 말기에 치매의 증상을 나타난다.

초기 증상은 몸과 팔, 다리가 굳고 동작의 어둔함, 가만히 있을 때 손이 떨리는 현상, 말이 어눌해지고, 보폭이 줄고, 걸음걸이가 늦어지는 등의 현상이 나타나다 누적되어 치매로 발전되는 경우가 있다. 또 반대로 알츠하이머병 환자의 일부는 병이 진행하면서 파킨슨병의 증상을 보일 수도 있다.

파킨슨병에 의한 치매는 약물을 복용함으로써 운동장애 기능을 완화하여 줄 수 있지만 부작용으로 망상, 환각, 일시적인 혼란 상태 또는 비정상적인 움직임이 나타날 수 있다.

4) 피크병

피크병은 뇌의 전두엽이나 측두엽이 손상되어 처음에는 언어장애가 오며, 점차 행동장애, 인격장애, 그리고 결국은 기억장애가 나타나는 비교적 드문 뇌 질환이다. 피크병은 갈수록 증상이 심해져 결국은 언어장애와 이상행동, 그리고 치매를 유발한다. 이 병은 매우 이상한 행동양식을 보이기 때문에 종종 정신과의사에 의해서 발견되기도 한다. 알츠하이머병처럼 부검에 의해서만 확진할 수 있다.

5) 크로이츠펠트-야콥병

크로이츠펠트-야콥병은 매우 드문 질환이나 치명적인 뇌 질환으로 프라이온(prion) 단백질이라 불리는 물질에 의하여 발생하는 것으로 알려져 있다. 주로 젊은 층과 중년층에서 발생한다. 초기에 증상은 기억력 장애와 시야장애나 행동장애가 나타난다. 이후 의식장애와 근육의 간대성 근경련 또는 팔, 다리에 허약감, 또는 앞이 잘 안 보이는 등의 시각 증상으로 시작해서 매우 빠르게 진행하여 결국은 혼수상태에 이르게 된다.

6) 헌팅톤병

헌팅톤병은 뇌의 특정 부위의 신경세포가 선택적으로 파괴되어 가는 진행성 퇴행성 뇌 질환으로 유전적 질환으로 알려져 있다. 이 병은 사람의 몸과 마음을 모두 침범하여 병이 진행됨으로써 인격과 지적 능력이 점차 떨어지고 기억력, 언어능력, 판단력 등도 섬차 감소하게 된다. 치매는 이 병의 말기에 나타난다. 노인에게서는 치매의 증상으로 주로 나타나는 것에 비해 얼굴이나 팔 등이 저절로 움직여지는 무도증 등으로 나타나거나 정신질환으로 나타날 수도 있다.

7) 알코올성 치매

술을 많이 마셔 알코올 중독으로 생기는 치매를 알코올성 치매라고 한다. 술을 지속해서 많이 마시면 비타민 B1의 결핍으로 뇌 손상을 일으키고, 알코올에 포함된 독성물질에 의한 뇌기능 장애가 일어나며, 또는 다른 이유로 사용하는 약물에 의해서도 혼돈상태가 유발되어 인지장애나 치매증상이 나타난다. 증상은 기억력이 손상되고 계획을 세우거나 판단하고 대인관계 기술과 균형을 담당하는 기능이 가장 많이 손상된다. 하지만 알코올성 치매는 술을 끊으면 증상이 좋아질 수 있으며, 비타민 B1을 섭취하는 것도 예방에 도움이 되며 치매증상을 호전시킬 수 있다.

8) 기타 치매

외부 원인에 의한 뇌손상, 대사성 뇌 질환, 갑상선 질환, 영양결핍증, 우울증, 후천성면역결핍증(HIV) 감염 등으로 치매가 발병할 수도 있다.

6. 치매발병을 높이는 위험인자

위험인자는 어떤 질환의 발생 확률을 직접적·간접적으로 상승시키는 신체적 또는 생활습관적 요인을 말한다. 지금까지 알아본 치매의 원인을 종합해보면 치매를 발병하는 몇 가지 중요한 위험인자가 있다는 것을 알 수 있다. 잘 알려진 위험인자는 다음과 같다.

1) 노화

노화는 치매를 발병하게 하는 가장 중요한 위험인자로, 나이가 들수록 치매의 발병위험은 높아진다. 대부분의 치매발병은 65세 이상의 노인부터 연령이 높아질수록 발병률이 높아진다. 역학조사에 의하면 65세 이후 5년마다 발병률이 2배 이상 증가하므로, 65세 이후의 노화는 알츠하이머병 발생의 가장 큰 위험라고 할 수 있다.

2) 가족력

가족력이란 가족이라는 혈연관계에서 나타나는 유전적 또는 체질적 질환을 말한다. 부모가 모두 알츠하이머병에 걸린 경우 그 자손이 80세까지 알츠하이머병에 걸릴 위험도가 54%로, 부모 중 한쪽이 환자일 때보다 1.5배, 부모가 정상일 때보다 5배 더 위험도가 증가하는 것으로 나타났다. 따라서 부모가 치매에 걸린 경우 가족력으로 자녀에게도 영향을 준다는 것을 알 수 있다.

3) 여성

치매는 일반적으로 남성보다는 여성에게 많이 나타나며, 특히 알츠하이머병의 경우는 13% 정도 발병위험이 높은 것으로 나타났다.

4) 환경 요인

알츠하이머병은 알코올과 흡연 같은 각종 독성 유해물질과 섭취하는 음식물 등에 영향을 받고, 혈관성 치매도 소금이나 지방 등에 영향을 받기 때문에 환경요인이 중요한 위험인자라고 할 수 있다.

5) 두부외상

치매는 뇌에 손상이 생기는 외부 원인에 의해서도 발병한다. 따라서 의식을 잃을 정도로 심하게 머리를 다치거나 경미하지만 여러 차례 머리를 반복해서 다친 경우 치매 발병률이 높아진다.

6) 교육수준

치매환자의 교육연한을 살펴보면 고학력자보다는 저학력자가 많이 걸리는 것으로 나타났다. 결국 뇌를 많이 써는 고학력자일수록 정신계 손상을 감소시켜 치매예방에 도움이 된다는 것이다.

7) 성인병

치매는 다양한 요인으로 발병하는데 그중에서도 고혈압, 당뇨병, 비만, 이상지질 혈증, 심장병 같은 합병증으로 치매가 발생할 수 있다.

8) 우울증

노인성 우울증이 심해지면 에서 도파민이라는 집중력을 관장하는 호르몬 분비가 적게 분출되고, 기억력 장애가 생기게 된다. 따라서 노인의 우울증은 치매 발병률을 높일 수 있다.

7. 뇌의 정신 활동

우리의 뇌는 생각, 판단, 운동, 감각 등을 담당하는 매우 중요한 기관이다. 뇌는 외형상으로는 대뇌, 소뇌, 뇌줄기 등으로 구분하며, 기능상으로는 전두엽, 두정엽, 측두엽, 후두엽 등으로 구분한다. 하지만 이들은 모두 서로 연결되어 있다.

뇌의 무게는 약 1300g 정도며, 약 1000억 개 정도의 신경세포가 밀집되어 있는 신경 덩어리다. 뇌는 우리 몸의 모든 기능을 관장하고 사고하기 때문에 뇌가 조금만 손상을 입으면 그로 인해 영향을 받는다.

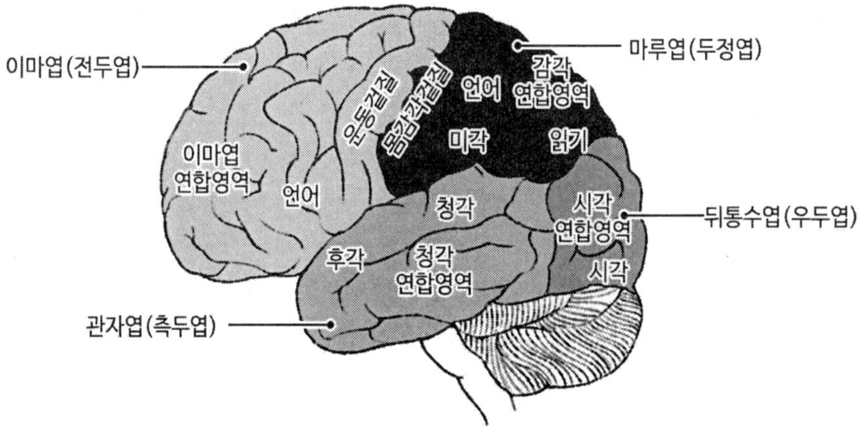

[그림 1-4] 뇌의 구조

1) 대뇌

대뇌(大腦)는 뇌 중 가장 많은 부분을 차지하며, 좌우 두 개의 반구로 구성되어 있다. 표면의 대뇌피질과 내부의 백질로 구성되어 있으며, 신경세포와 신경교세포라고 하는 세포들이 모여 있다. 이중에서 신경세포가 주로 신체활동과 정신활동을 담당하는데, 그 신경세포의 몸체는 주로 뇌의 겉껍질 부분에 모여 있다. 그래서 이 부분을 피질(皮質, cortex)이라고 부르고, 약간 회색 기운을

띠고 있어서 회백질(grey matter)이라고도 부른다.

대뇌가 담당하는 것은 운동, 감각, 언어, 기억 및 고등정신기능뿐 아니라 생명 유지에 필요한 각성, 자율신경계의 조절, 호르몬의 생성, 항상성의 유지 등의 기능을 수행한다.

2) 전두엽

전두엽(前頭葉)은 말 그대로 머리 앞부분이라는 뜻으로 이마엽이라고도 한다. 이마 부위를 중심으로 한 대뇌의 껍질 부분을 말한다. 이 부분의 신경세포들이 주로 하는 일은 기억력, 사고력 등을 주관하고 다른 감각기관으로부터 들어오는 정보를 조정하고 행동을 조절하는 기관이다.

3) 두정엽

두정엽(頭頂葉)은 머리(頭)의 정수리 부분(頂)이라는 의미로 뇌 중에서 가장 상층부에 있기 때문에 마루엽이라고도 한다. 두정엽은 신체를 움직이는 기능뿐 아니라 사고 및 인식 기능 중에서도 수학이나 물리학에서 필요한 입체적·공간적 사고와 인식 기능, 계산 및 연상 기능 등을 수행하며, 외부로부터 들어오는 정보를 조합하는 역할을 한다. 또한 문자를 단어로 조합하여 의미나 생각을 만드는 곳이므로 이 부위가 손상되면 무인식증이 생긴다. 특히 오른쪽 두정엽은 공간을 파악하는 능력을 가지고 있으며, 공간에서 방향이나 위치를 파악하거나 시계바늘의 위치를 보고 시산을 파악하는 능력 등을 말한다. 알츠하이머병에서는 이 두정엽 기능이 비교적 초기부터 저하되는 것으로 알려져 있다.

4) 측두엽

측두엽(側頭葉)은 양쪽 귀의 위쪽인 이른바 '관자놀이'라고 부르는 부위에 해당하는 영역을 말하기 때문에 관자엽이라고도 한다. 측두엽은 청각정보가 일차적으로 전달되는 영역이며, 기억력, 학습능력, 언어능력 등을 담당한다. 알츠하이머병 같은 질병에서는 이 측두엽 부위의 신경세포가 자꾸 죽어서 없어져 기억력이 떨어지고 언어 표현과 이해능력이 점차 떨어지는 원인이 되기 때문에 치매와 밀접한 관계를 갖고 있는 부분이다.

5) 후두엽

대뇌의 뒤통수 부분에 해당하는 부위에 해당하기 때문에 뒤통수엽이라고 한다. 후두엽(後頭葉)은 주로 시각적인 내용을 파악하는 기능을 가지고 있어 시각정보를 분석하고 통합하는 역할을 수행한다. 우리가 사물을 보면서 주변의 물건들을 파악하는 것은 후두엽 때문인데, 여기에 문제가 생기면 물체를 봐도 그것이 무엇인지 인지하지 못하는 시각적 인지 불능 상태를 초래할 수 있다.

6) 변연계

대뇌피질과 시상하부 사이에 위치하며, 대개 변연 피질과 해마, 편도체, 중격 등이 포함한다. 변연계(邊緣系)는 일련의 구조물들을 가리키며, 주로 감정, 행동, 욕망 등의 조절에 기여하며 특히 기억에 중요한 역할을 한다. 이중 해마는 알츠하이머병에 의해 점진적으로 위축이 진행되는 것으로 알려져 있으며, 이로 인해 환자는 질병 초기에 최근 기억장애가 발생한다고 알려져 있다.

8. 치매의 진행 단계

알츠하이머병의 진행속도는 환자마다 다른데, 뉴욕의대의 배리 라이스버그(Barry Reisberg) 박사가 제시한 알츠하이머병 진행의 7단계를 기반으로 한다.

1) 1단계: 정상

대상자는 임상 면담에서도 기억장애를 나타내지 않는다.

2) 2단계: 매우 경미한 인지장애

정상적인 노화과정으로 알츠하이머병의 최초 증상이 나타나는 시기다. 기억력이 떨어지며 건망증의 증상이 나타나지만 임상 평가에서는 치매의 증상이 발견되지 않으며 주변 사람들도 이상을 느끼지 못한다.

3) 3단계: 경미한 인지장애

대상자 중 일부는 초기 단계의 알츠하이머병으로 진단 가능하다. 주변 사람들이 대상자의 인지기능 저하를 눈치 채기 시작하는 단계다. 단어가 금방 떠오르지 않아 말이 자연스럽지 않고, 물건을 엉뚱한 곳에 두거나 잃어버리기도 한다.

4) 4단계: 중증도의 인지장애

경도 또는 초기의 알츠하이머병이다. 이 단계에서는 자세한 임상면담을 통해서 여러 영역에서 분명한 인지저하 증상을 확인할 수 있다. 자신의 생활에서 일어난 최근 사건을 잘 기억하지 못하고 계산능력의 저하가 보인다.

5) 5단계: 초기 중증의 인지장애

중증도 또는 중기의 알츠하이머병이다. 이 단계에서는 기억력과 사고력 저하가 분명하고 일상생활에서 다른 사람의 도움이 필요해지기 시작한다. 집주소나 전화번호를 기억하기 어려워하며 길을 잃거나 날짜, 요일을 헷갈린다. 하지만 자신이나 가족의 중요한 정보는 기억하고 있으며 화장실 사용에 도움을 필요로 하지는 않는다.

6) 6단계: 중증의 인지장애

초기 중증 또는 중기의 알츠하이머병이다. 이 단계에서는 기억력은 더 나빠지고 성격변화가 일어나며 일상생활에서 많은 도움이 필요하게 된다. 최근 자신에게 일어났던 일을 인지하지 못하고 주요한 자신의 과거사를 기억하는 데 어려움을 겪는다. 익숙한 얼굴과 익숙하지 않은 얼굴을 구별할 수는 있으나 배우자나 간병인의 이름을 기억하는 데 어려움이 있고, 대소변 조절을 적절히 하지 못한다. 겉옷 위에 잠옷을 입는 등 도움이 없이는 적절히 옷을 입지 못하며 배회나 길을 잃어버리는 경향이 있고 성격이나 행동에 많은 변화가 생긴다.

7) 7단계: 후기 중증의 인지장애

중증 또는 말기 치매다. 마지막 7단계에서는 이상 반사와 같은 비정상적인 신경학적 증상이나 징후가 보인다. 식사나 화장실 사용 등 개인 일상생활에서 상당한 도움을 필요로 한다.

9. 다른 유사 질환과의 차이

노인은 나이가 들수록 뇌세포의 감소와 사회적인 고립과 스트레스로 인해 치매와 비슷한 증상이 나타난다. 치매는 빨리 발견되어야 도움이 됨으로 다른 유사 질환과의 차이를 구별할 수 있어야 한다.

1) 노망

노망(老妄)은 늙어서도 철이 들지 않아 아이들처럼 어리석은 행동을 하며 주변 사람들에게 피해를 입히는 행동을 말한다. 과거에는 노인이 정신이 흐려져서 말과 행동이 비정상적이면 노망이 들었다고 하였다. 노망은 노인이면 뇌세포가 죽으면서 당연히 겪게 되는 노화현상이다. 노망과 치매의 차이는 노망은 신체 노화에 따른 자연스러운 현상인 반면에, 치매는 의학적 관찰로 진단되는 특정 원인을 가지는 치료의 대상이다.

2) 망령

망령(妄靈)의 사전적인 의미는 '죽은 사람의 영혼'이라는 뜻으로 인간이나 동물의 시체로부터 떨어져 나온 혼을 가리키는 말이기도 하다. 망령은 사람이 늙거나 큰 병으로 정신력이 쇠약해져서 언행이 보통 상태를 벗어나는 현상을 말한다. 망령은 노망보다 상태가 심한 경우에 사용하며, 부정적인 의미가 더욱 강하다. 노망처럼 나이가 들어 정신이 흐려져서 말과 행동이 비정상적이면 망령이 들었다고 한다. 망령과 치매의 차이도 망령은 신체 노화에 따른 자연스러운 현상인 반면에, 치매는 의학적 관찰로 진단되는 특정 원인을 가지는 치료의 대상이다.

3) 건망증

건망증(健忘症)은 경험한 일을 전혀 기억하지 못하거나, 어느 시기 동안의 일을 전혀 기억하지 못하거나 또는 드문드문 기억하기도 하다가 다시 기억이 나는 기억 장애를 말한다. 치매로 인한 기억 장애는 한번 기억이 안 나면 거의 기억이 나지 않지만, 건망증은 기억이 안 났다가도 일정한 시간이 지나면 기억이 나는 차이가 있다.

노인 건망증의 원인은 뇌신경의 퇴화라는 것 외에도 복합적인 심리적·정서적인 요인으로 나타나기도 한다. 불안감이나 우울증을 겪고 있거나, 심각한 스트레스 상황에 지속적으로 노출되면 집중력의 저하로 일시적인 건망증이 자주 일어난다. 이는 기억의 문제라기보다는 오히려 그 상황에 의한 집중력에 문제가 생기는 경우라 할 수 있다.

4) 노인 우울증

노인 우울증은 65세 이상 인구의 10명 중 1명이 걸릴 수 있으며 노년기의 정신건강과 관련된 가장 흔한 장애다. 노인 우울증의 증상은 기분이 깊게 가라앉거나 절망감·우울감 등 마음의 고통이 나타나 치매와 유사한 행동을 나타낼 때도 있다. 그러나 노인 우울증은 정신적인 증상만이 아니라 두통, 복통이나 위장 장애 등의 신체적 증상으로 나타나는 경우가 많다.

노인 우울증은 다양한 증상으로 나타나기 때문에 우울증이라고 정확하게 진단하지 못하고 지나치기 쉬운 경우가 많다. 노인 우울증을 진단하기 쉽지 않은 이유가 본인이 우울증에 걸렸다는 걸 깨닫지 못할 뿐만 아니라, 가족이나 친구 등 주위의 사람들도 기운이 없는 것은 '나이 탓이다', '늙으면 누구나 잠이 줄어든다', '늙어서 혼자되었으니 기운이 없는 것이 당연하다'고 이해하여 방치되는 일이 많기 때문이다.

노인 우울증은 크게 세 가지 이유로 나타난다.

첫째, 뇌의 노화가 진행됨에 따라 뇌 자체도 노화하여 실제로 뇌에 포함된 화학물질(신경전달물질) 일부에 양적 변화나 부조화가 나타나 부신피질, 갑상선, 하수체 등에서 분비되는 호르몬이 우울 상태를 일으키기 쉽다고 보고 있다.

둘째, 심리적으로 노년이 되면 노화에 따라 성격이 변하고, 그 때문에 스트레스에 대응하는 힘이 약해져 우울증이 일어나기 쉽다.

셋째, 사회적 상실은 누구라도 피하기 어려운 경험이지만 노인의 경우에는 상실감이 복합적으로 겹쳐서 타격이 크며 아무리 해도 대처할 수 없으면 우울증을 일으키게 된다.

5) 노인 강박신경증

노인 강박신경증은 의지의 간섭을 벗어나서 특정한 생각이나 행동을 반복하는 상태를 말한다. 특정한 생각이나 행동이 치매와 유사한 행동을 나타낼 때도 있다. 노인 강박신경증은 잠시 나타나는 증상인 반면에 치매는 지속적으로 증상이 나타난다. 강박증으로 내재한 불안은 조절되지만 이 강박행동을 중지하면 불안증세가 다시 나타나므로 불합리한 줄 알면서도 반복하게 된다. 즉 원치 않는 지속적인 생각이나 충동, 이미지 등이 자신을 불안하고 힘들게 하는 증상과 더불어 스스로가 통제할 수 없는 행동을 반복적으로 하게 되는 경우를 말한다. 자신은 이러한 생각이나 행동이 비합리적이라는 것을 알지만, 어떻게 이 생각이나 행동을 조절할 수 없으며 일상생활, 학습, 사회적인 활동이나 대인관계에 막대한 영향을 미치게 된다. 강박행동을 억제하면 오히려 불안이 증가한다.

10. 치매로 인한 장애

1) 인지기능 장애

인지(認知, cognition)란 정보를 획득하고, 조작하고, 활용하는 것을 말한다. 인지기능이란 지식과 정보를 효율적으로 조작하는 능력으로서, 능력의 복잡성 수준에 따라 몇 가지 수준으로 분류해볼 수 있다. 기본 인지기능으로서는 범주화, 순서화, 비교, 요소 및 속성 파악, 관계와 유형 파악, 중심 아이디어 식별, 오류 확인, 귀납, 연역, 유추를 들 수 있다. 치매에 걸리면 인지기능에 장애가 생기는데 치매와 관련된 인지에는 지남력, 집중력, 지각력, 기억력, 판단력, 언어력, 시공간력, 계산능력 등을 들 수 있다.

(1) 기억력 장애

치매환자에게 가장 흔하게 나타나는 증상이 기억력 장애다. 기억력 장애는 알츠하이머병뿐 아니라 모든 치매에서 공통적으로 나타나는 증상으로서 초기에는 단기 기억력의 감퇴가 주로 나타나며 점차 장기 기억력도 상실한다.

건강한 사람은 일상에서 얻어지는 인상을 머릿속에 저장하였다가 다시 기억과 회상을 하는 뇌의 활동의 반복이 끊임없이 이루어진다. 이것이 바로 기억을 해내는 과정인 것이다. 사람의 뇌는 20대를 기점으로 점차 쇠퇴하여 나이가 들수록 뇌세포도 죽게 된다. 한 번 파괴된 뇌세포는 다시 재생되기 어렵지만 다행이도 인간의 뇌세포는 우리가 상상할 수 없을 만큼 많아서 나이 변화에 따르는 뇌세포의 감소가 일상생활을 위협하지 않는다. 그러나 치매노인의 기억력 장애는 일반적인 건강한 노인의 일반적인 노화로 인한 건망증과는 차이를 보인다.

반면에 노인의 치매는 기억 상애, 즉 뇌의 병변에 의해 발생되며 경험의 모두를 전혀 기억하지 못하고 판단력이 흐려지게 된다. 이러한 경우 노인 본인이 지각하지 못하여 평소 일상생활을 하는 데 있어서 지장을 초래한다.

① 단기기억

주로 치매 초기에 나타나는 특징이며, 최근에 일어난 사건에 대한 단기기억의 상실이 장기기억의 상실에 비해 두드러지게 나타난다. 이러한 기억 장애는 의사소통에서 똑같은 말을 반복하거나 더듬고 익숙한 장소에서도 방향감각을 잃어버리고, 친구와의 약속, 약 먹는 시간, 친구나 심하면 가족의 이름이나 전화번호 등을 잊어버리기도 한다. 또 물을 사용하다 그대로 틀어 놓는다거나 전기장판이나 가스 불을 끄지 않은 채 그대로 내버려두어 화재의 위험에 노출되기도 한다. 그리고 치매환자는 본인이 기억의 나지 않는나는 것을 인징하고 싶지 않으므로 기어을 보충하기 위하여 거짓말을 만들어 말하는 작화승이 나타나기노 한나.

② 장기기억

치매의 진행이 심해지면 비교적 살 유시해 왔넌 장기기익에도 문제가 생겨 지신의 생일을 기억하지 못하거나 문제를 방치하면 가속의 얼굴소차 잊어버리기도 한다.

(2) 지남력 장애

지남력이란 시간과 장소, 상황이나 환경 따위를 올바로 인식하는 능력을 말한다. 치매에 걸리면 초기에는 시간, 장소, 사람을 측정하는 능력이 떨어지는데 초기에는 시간, 장소, 사람 순으로 저하된다. 환자는 지금이 몇 년도인지, 몇 월인지, 무슨 요일인지의 날짜 구분이 어려우며 혹은 지금이 무슨 계절인지, 현 장소에 대한 인식과 본인, 타인의 정체성도 망각하게 된다.

(3) 언어 장애

치매에 걸리면 단어가 금방 떠오르지 않아 말이 자연스럽지 않지 않으며, 말이 끊기는 등 언어 장애가 나타난다. 언어 장애는 기억력의 감퇴와 마찬가지로 치매 초기에는 언어 장애가 경미하게 나타나지만 치매가 더욱 진행될수록 점차 말수가 줄어들어 완전히 말문을 닫아버린다.

(4) 시공간능력 장애

치매에 걸리면 시공간을 인식하는 능력에 장애가 생겨 익숙한 거리에서 길을 잃거나, 심하게는 집안에서 방이나 화장실 등을 찾아가지 못하는 증상으로까지 발전할 수 있다. 또한 자동차를 운전하는 경우 목적지를 제대로 찾아갈 수 없는 상황을 초래하기도 한다.

(5) 계산능력 저하

물건 또는 값의 크기를 비교하거나 주어진 수나 식(式)을 연산의 법칙에 따라 처리하여 수치를 구하는 계산 능력이 떨어져 간단한 계산도 못하는 증상이 나타난다.

(6) 시지각기능 저하

시각을 통해 수용한 시각적 자극을 정확하게 인지하는 능력만이 아니라 외부환경으로부터 들어온 시각 자극을 선행경험과 연결하여 인식, 변별, 해석하는 두뇌활동을 말하는데, 치매에 걸리면 형태, 모양, 색깔을 구별 못하는 증상들이 나타난다.

(7) 판단력 장애

치매에 걸리면 무엇을 결정할 때 시간이 걸리거나 잘못 결정하는 장애를 말한다. 치매환자가 이 증상을 보이면 직장뿐만 아니라 가정에서도 뚜렷한 이상이 있는 것으로 인식된다. 사물을 인지하지 못하거나 그 의미를 파악하지 못하여 사물의 모양이나 색깔은 파악할 수 있지만 그 사물이 무엇이며 용도를 모른다. 판단력이 흐려져 결정을 잘 못하거나 돈 관리를 제대로 하지 못하며, 필요 없는 물건을 구입하기도 한다.

(8) 집중력 저하

어떤 일을 할 때 상관없는 주변 소음이나 자극에 방해받지 않고 그 일에만 몰두하는 능력을 말한다. 집중력은 환경과 감각으로부터 얻어진 정보를 통해 결정을 내리는 것을 돕는데, 치매에 걸리면 집중력이 떨어지는 증상이 나타난다.

(9) 실행능력 장애

감각기관과 운동기관이 온전한데도 해야 할 행동을 실행하지 못하는 것을 일컫는다. 신을 신고 운동화 끈을 매지 못한다던가 하는 증상, 식구 수대로 식탁을 차리는 일에 어려움을 느끼거나, 옷을 입는 단순한 일에서조차 장애가 나타난다.

2) 신체적인 장애

비교적 치매 후기에 나타나는 현상으로 치매환자의 신체적 특징은 환자 신체에 여러 질환이 나타나기도 하지만, 그로 인한 이차적인 합병증 유발, 지적 기능 저하로 일상생활 등에서도 장애가 나타난다. 치매 진행에 따라 신체적 특징을 보면 근위축 등으로 치매노인은 신체적 움직임이 점차로 줄어들고 보행이 불안정해지며, 식사와 착의, 세면, 개인위생이 어려워지며, 배뇨 및 배변 등에 이르기까지 장애를 초래한다. 또한 질병의 신체적 저항력이 떨어져 합병증을 일으키는 경우가 많으며, 치매노인의 대다수가 고령이므로 고혈압과 뇌졸중, 심상실환, 신경통, 피부질환, 호흡기질환, 관절염, 마비 등에 이환되는 경우가 많다.

3) 정서적인 장애

치매로 인하여 나타나는 정서적인 장애는 다음과 같다.

(1) 인격 변화

환자가 본래 가지고 있던 성격이 내성적으로 바뀌고 자신의 행동이 다른 사람에게 미치는 영향에 대해 개의치 않는 것을 말한다. 치매환자의 인격 변화는 환자의 가족을 가장 괴롭히는 양상이다. 편집증적인 망상을 가지고 있는 치매환자는 전반적으로 가족과 간호하는 사람에게 적대적으로 변하는 경우가 많다.

(2) 성격 변화

치매에 걸리면 점차 세상일에 대해서 무관심해지고, 특히 다른 사람과의 만남을 꺼려하고 만나도 다른 사람의 욕구에 전혀 관심이 없어진다. 그리고 모든 것을 자기중심적으로 생각하고 이기적으로 변한다. 그리고 활동적이던 사람도 치매에 걸리면 수동적이 되고 냉담해진다.

(3) 외모에 대한 관심의 변화

치매에 걸리면 점차 자신의 외모에 관심이 없어지고, 깔끔하던 사람이 위생관념이 없어져 지저분하게 보이고, 모든 활동에 흥미와 의욕이 없어지는 등 우울감이 심해진다.

(4) 정신 장애

불안, 초조, 우울증, 심한 감정의 굴곡, 감정 실조. 무감동 등이 발생한다. 환청, 환시, 환촉 같은 감각기능의 장애가 발생하며, 피해망상증이 발생하기도 한다. 또 흔히 발생하는 행동장애로는 공격적 행동으로 자해하거나 다른 사람에게 위해를 가한다.

(5) 기타

치매에 걸리면 점차 소유개념을 잃어 염치를 모르게 되고 도덕관, 수치심, 성적으로 추한 행동을 스스럼없이 하기도 한다. 또한 고집스럽게 변하여 자기로 인하여 다른 사람에게 미치는 부정적인 영향을 전혀 인식하지 못한다.

4) 행동 장애

치매가 진행될수록 공격적 행동이 나타나 자해하거나 타인에게 위해를 끼치는 것을 말한다. 행동 장애가 나타나면 자신의 몸을 자해하거나 신체적인 기능이 떨어져 넘어지거나 부딪힘으로써 신체적 장애를 입을 수 있다. 더 큰 문제는 치매환자를 돌보는 가족이나 보호자를 대상으로 공격적인 행동을 함으로써 피해를 입히는 사고가 생기기도 한다.

제2장

치매노인을 위한 복지 서비스

1. 노인장기요양보험 제도

우리나라는 이미 2000년에 고령화 사회(aging society)로 진입하였고, 이후 세계에서 유례가 없을 정도로 빠른 속도로 고령사회(aged society)를 향해서 치닫고 있다. 이러한 급격한 고령화에 따라 치매나 중풍 등 일상생활이 어려운 노인의 수도 날로 증가하고 있다. 그럼에도 불구하고 장기요양이 필요한 노인을 집에서 돌보기 어려운 것이 지금의 실정이다. 노인의 장기요양 문제는 가정에서 부담해야 하는 비용이 과중하기 때문에 우리가 시급히 해결해야 할 심각한 사회적 문제이자 국가적인 문제이기도 하다.

이와 같은 노인의 간병・장기요양 문제를 해결하고자 사회적 연대 원리에 따라 정부와 사회가 공동으로 해결하는 사회보험 방식으로 노인장기요양보험 제도를 도입하였다. 노인장기요양보험 제도는 2007년 4월 노인장기요양보험법이 제정되어 2008년 7월부터 시행되었다.

1) 노인장기요양보험 제도의 개념

노인장기요양보험 제도는 고령화 사회로 급속하게 진전함에 따라 요양보호가 필요한 노인의 생활 자립을 지원함으로써 가족의 부담을 줄여주고, 늘어나는 노인 요양비와 의료비 문제에 적절하게 대처하고자 도입된 공적 제도다. 이 제도는 고령이나 노인성 질병 등으로 다른 사람의 도움을 받지 않고서는 생활하기 어려운 노인에게 신체활동 또는 가사지원 등의 장기요양급여를 사회적 연대 원리에 의해 제공하는 사회보험제도다.

2) 장기요양신청 대상

장기요양신청 대상은 스스로 일상생활이 곤란한 65세 이상 노인과 치매, 뇌혈관성 질환, 파킨슨병 등 노인성 질환을 가진 65세 미만자이다. 신청접수는 국민보험공단 지사에 설치된 장기요양보험 운영센터와 시군구 읍・면・동 주민센터에서 할 수 있다.

신청인의 심신 상태를 조사하여 '장기요양 인정점수'를 산정해 등급을 판정하며, 요양 1~5등급으로 판정받을 경우 장기요양급여 서비스를 이용할 수 있다.

〈표 2-1〉 장기요양 인정점수 산정을 위한 영역별 심신 상태를 나타내는 52개 항목

<table>
<tr><th>영 역</th><th colspan="3">항 목</th></tr>
<tr><td>신체기능
(12항목)</td><td>· 옷 벗고 입기
· 세수하기
· 양치질하기
· 목욕하기</td><td>· 식사하기
· 체위변경하기
· 일어나 앉기
· 옮겨 앉기</td><td>· 방 밖으로 나오기
· 화장실 사용하기
· 대변 조절하기
· 소변 조절하기</td></tr>
<tr><td>인지기능
(7항목)</td><td>· 단기기억 장애
· 날짜불인지
· 장소불인지
· 나이/생년월일 불인지</td><td>· 지시불인지
· 상황 판단력 감퇴
· 의사소통/전달 장애</td><td></td></tr>
<tr><td>행동변화
(14항목)</td><td>· 망상
· 환각, 환청
· 슬픈 상태, 울기도 함
· 불규칙수면, 주야혼돈
· 도움에 저항</td><td>· 서성거림,
안절부절 못함
· 길을 잃음
· 폭언, 위협행동
· 밖으로 나가려함
· 물건 망가트리기</td><td>· 의미 없거나
부적절한 행동
· 돈/물건 감추기
· 부적절한 옷 입기
· 대소변 불결행위</td></tr>
<tr><td>간호처치
(9항목)</td><td>· 기관지 절개관 간호
· 흡인
· 산소요법</td><td>· 욕창 간호
· 경관 영양
· 암성통증 간호</td><td>· 도뇨관리
· 장루간호
· 투석간호</td></tr>
<tr><td rowspan="2">재활
(10항목)</td><td colspan="2">운동장애</td><td>관절제한</td></tr>
<tr><td colspan="2">· 우측상지 · 우측하지
· 좌측상지 · 좌측하지</td><td>· 어깨관절 · 팔꿈치관절,
· 손목 및 수지관절
· 고관절 · 무릎관절 · 발목관절</td></tr>
</table>

〈표 2-2〉 노인장기요양보험 등급판정 기준

등급	심신기능 상태
1	일상생활에서 전적으로 다른 사람의 도움이 필요한 상태(95점 이상)
2	일상생활에서 상당 부문 다른 사람의 도움이 필요한 상태 (75점 이상 95점 미만)
3	일상생활에서 부분적으로 다른 사람의 도움이 필요한 상태 (60점 이상 75점 미만)
4	일상생활에서 일정 부분 다른 사람의 도움이 필요한 상태 (51점 이상 60점 미만)
5	치매환자(45점 이상 51점 미만)

3) 장기요양 급여

장기요양 급여는 6개월 이상 혼자서 일상생활을 수행하기 어렵다고 인정되는 자에게 신체활동, 가사활동의 지원 또는 간병 등의 서비스나 이에 갈음하여 지급하는 현금 등을 의미한다. 장기요양 급여는 재가급여, 시설급여, 특별현금급여로 나뉜다.

〈표 2-3〉 장기요양 급여

구분	내용
시설급여	노인요양시설 및 노인요양 공동생활가정 등에 장기간 동안 입소하여 신체활동 지원 및 심신기능의 유지, 향상을 위한 교육, 훈련 등을 제공하는 장기요양급여
재기급여	방문요양, 방문목욕, 방문간호, 주·야간보호, 단기보호, 복지용구 등 가정을 방문하여 신체활동, 가사활동, 간호 등의 서비스를 제공하거나 주·야간보호시설이나 단기보호시설에서 신체활동 지원 등의 서비스를 제공하는 장기요양급여
특별현금급여(가족요양비)	도서·벽지 등 방문요양기관이 현저히 부족한 지역에 거주하거나, 천재지변이나 그 밖에 이와 유사한 사유로 인하여 장기요양기관에서 장기요양급여를 이용하기 어려운자, 신체 정신 또는 성격 등 대통령령으로 정하는 사유로 인하여 가족 등으로부터 장기요양을 받아야 하는 수급자에게 현금으로 지급하는 제도

2014년 의료보험관리공단 부담금 3조830억 원 중 재가급여는 1조4864억 원으로 전체대비 점유율이 48.2%이었고, 시설급여는 1조5,966억 원이었다. 세부 유형별로 나누어 보면, 재가급여는 방문요양이 79.0%를 점유하여 가장 높았고, 시설급여는 노인요양시설이 85.6%를 점유하였다.

〈표 2-4〉 장기요양 급여 현황

(단위: 억원, %)

구 분	2009		2011		2013	
	급여비	비율	급여비	비율	급여비	비율
장기요양 공단부담금 계	17,369	–	25,882	–	30,830	–
재가급여	9,856	100.0	13,704	100.0	**14,864**	100.0
–방문요양	7,334	74.4	11,415	83.3	**11,736**	**79.0**
–방문목욕	406	4.1	712	5.2	736	4.9
–방문간호	62	0.6	58	0.4	73	0.5
–주야간보호	618	6.3	837	6.1	1,279	8.6
–단기보호	843	8.6	67	0.5	150	1
–복지용구	592	6.0	614	4.5	891	6
시설급여	7,513	100.0	12,178	100.0	**15,966**	100.0
–노인요양시설 (현행법)	2,118	28.2	5,646	46.4	**12,626**	**79.1**
–노인요양시설 (구법)	1,569	20.9	1,139	9.3	**225**	**1.4**
–노인전문요양시설(구법)	3,403	45.3	3,111	25.5	811	5.1
–노인요양공동생활가정	424	5.6	1,268	10.4	2,057	12.9
–노인요양시설 (단기보호전환)	–	–	1,014	8.3	246	1.5

출처: 2014년 국민건강보험 보도자료

4) 장기요양보험제도에서 제공되는 보건의료서비스와 복지서비스

장기요양보험제도에서 담당하고 있는 보건의료서비스는 단기간의 의료서비스는 제외되고, 일상적이고 장기간에 걸쳐 제공되는 서비스에 한정되는 경향이 있다. 보건의료서비스의 범위는 의사, 간호사, 재활치료사 등 의료 인력에 의해서 제공되는 의료·간호·재활서비스 및 보건교육, 건강증진 프로그램까지를 포함한다. 여기에서 수발대상자는 한 가지 이상의 만성질환을 갖고 있기 때문에 정기적인 질병관리나 건강교육 및 건강유지 프로그램, 요양지도가 필요하게 되는데, 그 소요비용의 부담이 문제가 된다.

한편 복지서비스는 서비스의 제공뿐만 아니라 욕구의 사정, 상담, 평가 및 계획에 이르는 모든 행위를 포괄하고 있다. 수발과 관련한 복지서비스는 신체적 간병수발서비스 및 집안 청소, 식사준비, 세탁, 물건구입 같은 가사 지원서비스 등 가사활동에 필요한 서비스가 해당된다.

5) 재원 마련

노인장기요양보험에 필요한 재원은 건강보험 가입자의 보험료와 정부, 본인 부담금 등으로 충당한다. 본인 부담금은 재가급여의 경우 당해 장기요양급여비용의 15%, 시설급여의 경우 당해 장기요양급여비용의 20%이다.

2. 주간보호소

주간보호소는 어린이집에서 낮 동안에 아이를 맡아 돌보아주는 것처럼 낮 동안 노인을 돌보아주는 곳이다. 주간보호소는 주간보호센터, 데이케어센터(Day Care Center, Day Service Center)라고도 한다. 데이케어센터를 우리나라 말로 바꾸면 주간보호, 일시보호, 단기보호, 탁로소 등에 해당된다.

1) 주간보호소의 개념

주간보호소는 낮 동안 노인에게 가족 대신 보호서비스를 제공하는 기관을 말하는데, 평소 집에서 돌봐주는 가족이 직장에 나가 일하는 동안이나 돌봐줄 사람이 없는 상태에서 외출을 할 때 노인을 맡길 수 있는 곳이다. 주간보호소의 목적은 주로 만성질환이나 기능장애로 거동이 불편한 노인이 낮 동안 지역사회 시설을 이용하여 일상생활에 필요한 서비스를 제공받으면서 부양가족의 경제적・신체적・심리적 부담을 경감시켜주는 데 있다.

주간보호소에 치매노인을 맡기고 필요에 따라 급식, 상담, 투약, 여가활동, 재활치료, 건강교육 등의 서비스를 이용할 수 있다. 기관에 따라 주야간 전부 맡길 수 있는 주야간보호센터도 있다.

2) 주간보호소의 종류

노인 주간보호소는 지역사회의 수용시설(양로원, 요양원 등)이나 이용시설(노인복지회관, 사회복지관, 교회 등), 병원, 또는 독립시설 등 현재 전국에 2186곳이 있다. 주간보호소의 이용료는 실비 수준으로 받으며, 주간보호시설은 1일(낮 동안 보호)로 규정하고 있는데 평일에는 오전 7시 30분부터 오후 7시 30분까지, 토요일에는 오전 7시 30분부터 오후 3시 30분까지 이용할 수 있다. 기관에 따라 오후 10시까지나 주야간 이용할 수도 있으며, 자신의 처지에 맞는 선택이 가능하다. 인터넷으로 거주지 가까운 곳으로 검색할 수 있고, 주간보호소에서 대부분 차로 노인을 모셔가기 때문에 걱정하지 않아도 된다.

3) 이용대상

- 일상생활 수행능력(Activities of Daily Living; ADL)에 지장이 있는 자
- 노인성 질환이나 노화로 심신의 장애가 있는 자
- 일반 질환으로 일시적인 일상생활 서비스가 요하는 자
- 독거노인으로 낮 동안 주간보호 서비스가 필요한 자
- 기타 복지시설장이 주간보호 서비스가 필요하다고 인정한 자

4) 서비스 내용

· 생활지도 및 일상동작훈련 등 심신의 기능회복 및 강화를 위한 서비스

· 급식 및 목욕 서비스

· 취미, 오락, 운동 등 여가생활 서비스

· 지역사회 복지자원 발굴 및 네트워크 구축에 관한 사항

· 지역사회 자원봉사자 등 인적 자원 발굴 사업

· 이용 노인 가족에 대한 상담 및 교육 등

5) 실비 이용자의 이용범위

· 기초생활수급 노인을 우선적으로 보호하되, 시설에 여유 공간이 있고 우선순위 대기자가 없는 경우에는 실비 이용자를 이용 정원까지 수용 가능하다.

· 만일 정원이 충족된 시설에 기초생활 수급 노인이 입소를 신청한 경우 기존 실비 입소 노인 중에서 이용기간, 건강 상태, 소득 등 보호의 필요성을 고려해 퇴소 대상자를 결정해야 한다. 이 경우에도 퇴소에 필요한 충분한 기간을 보장해야 한다. 단 퇴소 준비기간은 최장 3개월을 초과할 수 없다.

· 시설장은 실비 이용자와 계약할 때 이러한 규정을 충분히 설명해야 한다.

6) 이용비용

· 65세 이상의 국민기초생활보호대상자 노인 무료

· 65세 이상의 저소득 노인 실비 부담

· 서비스 내용과 식비 등을 고려하여 실비징수가 가능

· 이용료는 1인당 4000~5000원(특별서비스의 경우: 1회당 1500원 추가)

3. 단기보호시설

단기보호시설은 부득이한 사유로 가족의 보호를 받을 수 없어 일시적으로 보호가 필요한 심신이 허약한 노인과 장애노인을 시설에 3개월 이하의 단기간만 입소시켜 보호하고 필요한 각종 서비스를 제공하는 기관을 말한다. 현재 단기보호시설은 복지재단, 노인복지관, 주간보호센터, 노인복지센터 등 현재 전국 258곳에서 운영하고 있다.

1) 보호기간

1회 45일, 연간 이용일수는 3개월을 초과할 수 없다. 시설장은 시설 이용신청시 3개월의 이용제한으로 인해 노인에게 발생할 수 있는 환경적응상의 문제등을 충분히 고지하고, 장기간의 이용이 예측될 경우 장기요양시설을 이용하도록 하여 노인의 건강에 피해가 생기지 않도록 하여야 한다.

2) 이용대상

- 일상생활 수행능력(Activities of Daily Living; ADL)에 지장이 있는 자
- 노인성 질환이나 노화로 심신의 장애가 있는 자
- 일반 질환으로 일시적인 일상생활 서비스가 요하는 자
- 독거노인으로 낮 동안 주간보호 서비스가 필요한 자
- 기타 복지시설장이 주간보호 서비스가 필요하다고 인정한 자

3) 서비스 내용

- 생활지도 및 일상동작훈련 등 심신의 기능회복 및 강화를 위한 서비스
- 급식 및 목욕 서비스
- 취미, 오락, 운동 등 여가생활 서비스
- 지역사회 복지자원 발굴 및 네트워크 구축에 관한 사항
- 지역사회 자원봉사자 등 인적 자원 발굴 사업

· 이용 노인 가족에 대한 상담 및 교육 등

4) 실비 이용자의 이용범위

· 기초생활수급 노인을 우선적으로 보호하되, 시설에 여유 공간이 있고 우선순위 대기자가 없는 경우에는 실비 이용자를 이용 정원까지 수용 가능하다.

· 만일 정원이 충족된 시설에 기초생활 수급 노인이 입소를 신청한 경우 기존 실비 입소 노인 중에서 이용기간, 건강 상태, 소득 등 보호의 필요성을 고려해 퇴소 대상자를 결정해야 한다. 이 경우에도 퇴소에 필요한 충분한 기간을 보장해야 한다. 단 퇴소 준비기간은 최장 3개월을 초과할 수 없다.

· 시설장은 실비 이용자와 계약할 때 이러한 규정을 충분히 설명해야 한다.

5) 이용비용

· 65세 이상의 국민기초생활보호대상자 노인 무료

· 65세 이상의 저소득 노인 실비 부담

· 서비스 내용과 식비 등을 고려하여 실비징수가 가능

· 1일 기준 8000원(기관에 따라 13,000~14,000원)

4. 장기요양기관

'노인장기요양'은 2005년 9월 정부가 고령화 사회에 대비하기 위해 2000년부터 노인장기요양을 정책과제로 검토하면서 노인수발 보험법, 노인수발 보장법안 등을 만들어 법안통과를 위해 국회에서 논의하고 심의하는 과정에서 수발이라는 용어를 '장기요양'으로 변경시켜 2007년 4월에 '노인장기요양 보험법'이 통과되면서 사용되었다. 이후 사회적 취약계층에 한정되어 있던 대상자가 장기요양 필요도에 따라 서비스 대상자가 확대되면서 요양서비스 이용자 수도 급증했다. 이와 더불어 '요양보호서비스'란 개념을 제시하며 돌봄 기능을 의료부분의 간호서비스와 연계하여 제공할 수 있도록 제도가 설계되었다. 돌봄의 대명

사로 제시되었던 복지서비스에 건강관리 및 간호처치, 돌봄에 초점을 맞춘 보건의료서비스가 제공되는 체계를 갖추었다.

장기요양기관은 노인을 돌볼 가족이 없거나, 치매노인이 심한 행동장애를 보이거나 완전히 누워 있어 가족의 간호에 한계가 생길 때 사용하는 시설이다. 노인장기요양서비스를 제공하는 시설에는 노인복지법에 명시된 재가노인복지시설과 노인의료복지시설, 그리고 노인장기요양보험법에 명시된 재가장기요양기관의 일종인 방문간호서비스기관이 있는데, 이를 노인장기요양보험법에서는 모두 장기요양기관으로 지칭하고 있다.

장기요양기관은 요양원, 요양병원, 요양센터, 노인복지센터, 재활요양병원, 노인병원 등 다양한 기관에서 운영하고 있다. 장기요양기관은 무료, 유료, 실비 등으로 구분되며, 무료시설은 대개 생활보호대상자로 한정되어 있어서 일반인이 이용하기는 어렵다. 장기요양기관은 많은 가족이 꺼리지만 시설에서 전문적인 돌봄을 받으면 가정보다 노인의 상태가 좋아지는 경우도 있다.

5. 중앙치매센터와 지역치매센터

정부는 2008년 9월 '치매와의 전쟁'을 선포한 후 국회는 2011년 8월 '치매관리법'을 제정하여 치매를 안정적이고 효율적으로 관리해나갈 수 있는 기반을 마련했다. 치매 진료의 전문화, 연구·개발, 치매 서비스의 질관리 등을 추진하고, 전국 규모의 체계적이고 표준화된 치매사업의 확대를 위하여 중앙 단위의 컨트롤타워가 필요하였다. 이에 보건복지부는 2012년 2월 발효된 '치매관리법'에 따라 2012년 5월 분당 서울대학교병원을 '치매와의 전쟁'의 컨트롤타워 역할을 수행할 수 있는 '중앙치매센터'로 지정했다.

중앙치매센터에는 전문교수, 간호사, 사회복지사, 임상심리사, 작업치료사 등의 전담직원이 치매예방과 조기발견 및 치료방법 연구, 치매관계자 관리 및 교육을 실시하여 치매노인과 치매환자와 가족의 행복증진에 기여하고 치매 인식 개선을 위해 노력하고 있다.

1) 중앙치매센터의 기능

· 치매 연구사업에 대한 국내외의 추세 및 수요 예측

· 치매 연구사업 계획의 작성

· 치매 연구사업 과제의 공모 · 심의 및 선정

· 치매 연구사업 결과의 평가 및 활용

· 치매환자의 진료

· 재가 치매환자 관리사업에 관련된 교육 · 훈련 및 지원 업무

· 치매 관리에 관한 홍보

· 치매와 관련된 정보 · 통계의 수집 · 분석 및 제공

· 치매와 관련된 국내외 협력

· 치매의 예방 · 진단 및 치료 등에 관한 신기술의 개발 및 보급

2) 치매관리 전달체계

· **중앙 치매센터:** 분당 서울대학교병원

· **권역치매센터:** 지방 국립대병원에 설치된 노인보건의료센터에 개설

· **치매안심센터:** 전국 보건소의 치매상담실 및 사무실 등을 활용하여 치매 관리 사업의 실무적인 일을 수행한다. 치매안심센터에 따라 업무의 차이는 있지만 일반적으로 대부분의 치매안심센터에서는 60세 이상 시민에게 치매선별검사를 무료로 실시하며, 치매 고위험군에 대하여는 진단검사, 감별검사를 협력병의원에 의뢰하여 조기질환 발견 및 치료를 관리하고 있으며, 치매환자치료비 지원 대상자에 대하여는 월 3만원 이내의 약제비를 지원하여 경제적 부담을 경감하고, 치매재활 프로그램을 통하여 인지능력을 향상시켜 증상완화 및 가족에게 치매환지 간병과 관련한 교육을 실시하여 환자를 이해하고 소통하는 장을 마련한다.

· **거점병원:** 공립요양병원 중 예산을 지원받아 치매인지재활 서비스 등을 제공하면서 치매 임상기능의 질 제고를 도모하는 병원

6. 가정간호

가정간호는 치매노인의 지속적인 치료 및 관리가 필요한 경우 가정전문간호사가 담당의사와 치료계획을 세운 후 환자가 거주한 장소를 방문하여 처방한 내용을 제공하는 서비스를 말한다. 우리나라 가정간호사업장은 현재 대부분 병원에 설치되어 있는데, 대개 한 시간 정도 방문하여 환자를 직접 간호하거나 환자가족에게 교육을 한다. 치매 말기에 오랫동안 누워 있는 경우에 욕창관리나 식이관리 등에 대해 가정간호사로부터 큰 도움을 받을 수 있다.

7. 치매상담 콜센터

치매상담 콜센터는 치매환자나 그 가족, 전문 케어제공자, 치매에 대해 궁금한 일반인은 누구나 이용할 수 있으며, 전국 어디서나 국번 없이 '1899-9988'로 전화하면 24시간, 365일 연중무휴로 이용할 수 있다. 전화번호인 '1899-9988'은 '18세 기억 99세까지, 99세까지 88하게 살라'는 의미다.

8. 서적과 인터넷, 치매 가족을 통한 정보 획득

치매노인을 돌보는 가족은 치매치료법과 간호방법을 배워야 한다. 치매에 대한 지식 없이 치매노인을 돌보면 자신이나 치매노인 모두에게 어렵다. 치매에 대한 지식은 서적이나 인터넷 홈페이지 외에도 많은 치매 가족의 카페에서 많은 정보를 얻을 수 있다. 치매노인을 돌보는 것은 가족에게 크나큰 부담이지만 적절한 자원을 슬기롭게 이용한다면 이 부담이 어느 정도 가벼워질 수 있을 것이다.

9. 노인용품 구매

인터넷 홈페이지에 치매노인을 위한 간호용품들을 판매하고 있기 때문에 쉽게 물건을 구입할 수 있다. 간호용품을 구매할 때는 먼저 치매노인을 돌보고 있는 다른 가족을 통해 충분한 정보를 얻어서 구매하는 것이 좋다.

제3장

치매 치료와 관리

1. 치매의 약물치료

치매는 한번 걸리면 완치는 어려운 질환이다. 따라서 치매는 초기에 발견하여 원인을 제거하는 것이 가장 좋은 방법이며, 그 다음은 치매의 진행을 늦게 진행되도록 해야 한다. 치매의 치료에 사용하는 약물치료를 보면 다음과 같다.

1) 알츠하이머병의 약물치료

지금까지 알츠하이머병의 근본적인 병 자체를 치료할 수 있도록 고안되고 만들어진 약은 없다. 다만 증상을 완화시키고 진행을 지연시킬 수 있는 약물을 사용하고 있을 뿐이다. 약물치료는 빨리 시작할수록 효과가 크기 때문에 조기 치료를 시작할 경우 치매환자와 가족의 삶의 질을 좋게 해줄 수 있다.

· **아세틸콜린 분해효소 억제제:** 뇌의 신경전달물질인 아세틸콜린의 감소를 보충해주는 약이다. 뇌손상이 심하지 않은 경도 및 중등도 환자에게 효과가 있다.

· **NMDA수용체 길항제:** 중등도 이상으로 진행된 알츠하이머병에 대해서 사용한다.

· **비타민 E와 셀레질린:** 황산화제로서 자유 라디칼(free radical)이라고 부르는 독성물질에 의하여 뇌세포가 파괴되는 것을 막아주는 역할을 한다.

· **비스테로이드성 항소염제:** 비스테로이드성 항소염제를 규칙적으로 복용하고 있는 관절염 환자는 통증치료로 타이레놀을 복용하거나 아니면 이러한 약재를 복용하고 있지 않은 환자에 비하여 알츠하이머병의 발병률이 낮은 것으로 나타났다.

· **아리셉트:** 미국 식품의약청(FDA)이 승인한 알츠하이머병의 치료약물로, 초기 및 중기의 알츠하이머병에 걸려 있는 일부 환자에게서 인지기능이 향상되는 것으로 나타났다.

· **엑셀론:** 뇌 안에서 아세틸콜린이 분해되어 없어지는 것을 담당하는 효소를 억제함으로써 뇌 안의 아세틸콜린의 양을 증가시켜 환자의 증상을 호전시키고자 개발된 약물이다.

2) 혈관성 치매의 약물치료

혈관성 치매는 주로 피와 혈관에 의해서 생기는 치매이기 때문에 피와 혈관에 대한 약물을 주로 사용한다.

· **혈소판 응집억제제:** 혈소판이 응집하면 핏줄 안에서 피가 엉기거나 막혀서 피가 흐르지 못하고 더 심해지면 핏줄이 터질 수도 있다. 이렇게 되면 심장마비, 뇌출혈, 뇌경색, 신부전 등이 일어날 수 있어, 뇌졸중의 재발을 방지하기 위해 사용하는 약이다.

· **혈류순환 개선제:** 피를 묽게 해서 피가 잘 흐를 수 있게 하는 약이다. 피가 묽지 않고 걸쭉하면 피가 잘 돌 수 없기에 피를 묽게 해서 피가 도는 데에 지장이 없게 한다.

· **뇌기능 개선제:** 뇌의 기능을 개선하여 치매 진행을 막아주는 약이다.

· **항응고제:** 뇌졸중의 재발을 방지하기 위해 사용하는 약으로 혈액응고를 억제한다. 심장이나 목 부위의 큰 혈관에서 생긴 혈전을 떨어져 나와 혈관이 막히는 색전증에 주로 사용한다. 항응고제는 혈전을 생성을 막는 효과가 강하나 출혈의 위험성이 있어 75세 이상의 환자에게는 잘 쓰지 않는다. 그리고 적어도 한 달에 한 번 혈액응고 억제제 효과를 확인하기 위해 피검사를 받아야 하는 번거로움이 있다.

2. 치매의 비약물치료

비약물치료는 환자의 신체에 직접적인 자극을 주는 것이 아니라 정신행동 증상을 초래할 만한 원인들을 찾아 교정해주는 치료법을 말한다. 비약물치료만으로도 상당 정도의 정신행동 증상이 호전될 수 있다. 비약물치료 방법에는 크게 인지요법과 심리치료 방법이 있다.

1) 인지요법

인지요법은 신체적·심리적·사회적 기능과 밀접한 관련이 있는 것으로 지남력, 집중력, 기억력, 판단력, 언어능력, 시공간 구별능력, 계산능력 등의 인지기능을 유지하거나 향상시키기 위한 인지훈련 활동이라고 할 수 있다. 인지요법은 전형적인 교육만을 이야기하는 것이 아니라 정신적으로 활동하는 삶, 즉 여행, 독서, 취미활동 등도 매우 의미 있는 활동이 될 수 있다. 실제 인지요법으로 뇌에 다양한 운동을 시키는 사람은 단순하게 TV를 보며 시간을 보내는 사람보다 훨씬 정신적인 활성을 유지할 수 있다는 연구결과도 있다.

인지요법으로는 치매예방 교육, 구슬 꿰기, 퍼즐 맞추기 등의 몬테소리 프로그램, 치료 레크리에이션, 달력 만들기, 소리 내어 읽기, 종이접기, 퍼즐 맞추기, 개념 기억훈련, 도레미 기둥세우기, 퍼즐 맞추기, 고리 끼우기, 기억력 강화놀이, 볼링 게임놀이 등 다양한 종류들이 있다. 이러한 인지요법 프로그램들을 적용한 결과 인지기능과 우울증에 효과가 있었으며, 특히 집중력과 기억력에 유의한 향상을 보여 치매를 예방하는 데 도움이 되는 것으로 나타났다.

2) 심리치료

심리치료는 원래 삶의 다양한 영역에서 심리적인 고통과 부적응을 경험하고 있는 내담자(환자)와 인간의 사고, 감정, 행동, 대인관계에 대한 심리학적 전문지식을 갖춘 치료자 사이에서 벌어지는 일련의 협력적인 상호작용이다. 치매환자나 치매를 예방하기 위해서 심리치료를 활용하면 상당한 효과가 있는 것으로 나타났다. 특히 미술, 음악, 요리 같은 매체를 이용한 심리치료에서는 치매환자와 상담자 간의 관계를 통하여 뇌의 기능을 유지하며, 인지기능을 높이는 데 효과가 높은 것으로 나타났다.

심리치료의 종류로는 미술치료, 음악치료, 웃음치료, 독서치료, 동물매개치료, 이야기치료, 글쓰기치료, 요리치료 등이 있다. 이러한 매체를 활용한 심리치료 프로그램들을 적용한 결과 인지기능 향상과 우울증에 효과가 있었으며, 특히 각 치료방법에 따른 매체에 의해 다양한 효과를 볼 수 있으며 치매예방에 도움이 되는 것으로 나타났다.

3. 치매예방에 좋은 음식

치매를 예방하고 진행을 최대한 억제하기 위해 전문가들은 뇌에 좋은 식생활을 하라고 조언한다. 뇌 속 혈액순환을 돕고 뇌세포 손상을 막는 음식으로 치매예방과 치료 효과를 볼 수 있기 때문이다. 다음은 치매예방에 좋은 음식이다.

1) 좋은 지방을 섭취한다

현재까지 연구결과를 보면 나쁜 지방 섭취를 줄일수록 알츠하이머병의 위험이 낮아진다는 것이었다. 그러나 극단적인 지방 제한은 오히려 뇌의 성장에 중요한 역할을 하는 콜레스테롤의 감소로 오히려 역효과를 일으킬 수 있다. 때문에 최근에는 좋은 지방의 섭취를 권하고 있다. 좋은 지방은 오메가3, DHA, 리놀레산, 단불포화 지방이 풍부한 올리브유 등이다. 오메가3지방산은 정어리, 참치, 고등어, 꽁치, 삼치, 연어 등에 풍부하다. DHA는 참치, 고등어, 꽁치, 장어, 정어 등에 풍부하다. 리놀레산은 푸른 잎 채소, 견과류, 아마씨 등에 풍부하다. 올리브유는 뇌혈관 질환 예방과 기억력 증진에 도움이 된다.

2) 비타민을 적절히 섭취하라

비타민 B는 뇌 혈류량을 증가시켜 뇌세포의 건강을 돕는 대표적 영양소다. 기억력이 감퇴된 환자가 병원을 방문했을 때 혈중 비타민 B12, 엽산농도를 체크하는 것이 필수적이다. 비타민의 효능을 살펴보면 다음과 같다.

· 비타민 B_1은 생선, 살코기, 우유, 닭고기, 현미, 보리, 통밀, 해바라기씨, 잣 등에 풍부하게 함유되어 있으며, 뇌의 유일한 에너지원인 포도당을 연소시키는 작용을 한다.

· 비타민 B_2는 쇠고기, 돼지고기, 콩류, 견과, 간, 우유 등에 많으며, 뇌의 대사활동에 필수요소로서 기억력 감퇴를 예방한다.

· 비타민 B_{12}의 결핍은 기억력을 퇴화시킬 수 있다.

· 비타민 E는 뇌 세포막의 항산화 작용에 중요한 역할을 하며 치매의 발병 가

능성을 낮추고 신행을 늦춘다.

· 비타민 C는 유해산소를 중화시키는 항산화 효과를 가지며 인지기능 장애의 가능성을 줄여준다.

· 비타민 D의 결핍은 노인에게 낙상 및 우울한 기분을 유발한다.

3) 과일과 채소를 많이 먹는다

말린 자두, 건포도, 블루베리, 검은 딸기 등과 시금치, 케일, 브로콜리, 근대, 미나리 등 녹황색채소가 항산화 효과가 높은 것으로 밝혀져 있다.

4) 기타

· **호두:** 불포화지방산이 다량 함유되어 있고 뇌신경을 안정시키는 칼슘과 비타민 B군이 풍부하다. 호두를 하루에 서너 개 정도 먹으면 치매예방에 도움이 된다.

· **검은 참깨:** 뇌신경세포의 주성분인 아미노산이 균형 있게 들어 있어 최고의 두뇌 건강식품이다.

· **콩:** 뇌세포의 회복을 도와주는 레시틴과 뇌의 노화를 억제하는 사포닌 성분이 함유되어 있다.

· **감자:** 비타민 C, 비타민 E, 철분이 풍부하며 기억력과 사고력을 향상시키는 비타민 B_1과 B_2가 함유되어 있다.

· **카레:** 카레의 커큐민 성분은 치매를 일으키는 원인 중 하나인 뇌에 축적되는 독성 단백질을 분해한다.

· **미역 등 해조류:** 해조류에 있는 요오드는 두뇌발달에 연관이 있는 갑상선 호르몬의 재료가 된다. 또한 미역은 머리를 맑게 해주는 칼륨이 많이 들어 있다.

4. 치매예방을 위한 생활습관

치매예방을 위해서는 일상생활에서 다음과 같은 사항들을 실천하는 것이 좋다.

1) 스트레스를 바로 풀어라

스트레스를 받으면 뇌에서 스트레스 호르몬인 코르티솔(cortisol)이 상승하게 된다. 코르티솔의 지속적인 상승은 노화와 관련된 골다공증, 혈관 질환, 치매를 유발한다. 특히 강한 감정적 스트레스는 신체적으로 흥분상태를 지속시키기 때문에 건강에도 좋지 않지만 코르티솔 수준을 급격하게 상승시키기 때문에 스트레스를 받지 말아야 하며, 스트레스를 받으면 바로 풀어야 한다. 스트레스를 풀기 위해서는 다음과 같은 생활지침을 실천해야 한다.

· 다른 사람들과 비교하지 말고 자신의 생활에 만족한다.
· 다른 사람들과 친하게 지내기 위해 공동체 의식을 갖는다.
· 돈이나 자식의 성공에 지나치게 집착하지 않는다.
· 모든 일에 대해서 긍정적인 사고를 갖도록 한다.
· 조그만 즐거움에도 웃음과 기쁨을 잃지 않도록 한다.
· 미움, 적개심, 분노를 갖지 않는다.

2) 우울증을 예방하라

노인이 되면 할 일이 없고, 점차 소외감을 느끼면서 우울증을 겪게 된다. 우울증도 지속적인 코르티솔 수준의 상승과 관련이 있는데, 특히 자기효능감이 낮으면 코르티솔 수준이 6배 이상 증가한다. 우울증은 일상생활에서 수행력을 감소시키고 골다공증의 위험 요소가 되며, 심혈관 질환, 인지기능 감소로 결국에는 치매를 유발한다. 우울증을 제거하고 자기효능감 향상을 위해 다음과 같은 생활지침을 실천해야 한다.

· 즐거운 일을 찾아서 실천해본다.
· 가족과 많은 시간을 같이하며 즐거운 대화를 한다.
· 부부간에 숨김없이 대화를 하고 서로의 얘기를 충분히 들어주도록 노력한다.

· 가능하면 친한 사교모임에 많이 참여한다.
· 쉽게 할 수 있는 일들을 시작한다.

2) 혈압을 조절하라

고혈압과 관련된 치매가 알츠하이머 치매 다음으로 많이 발병한다. 따라서 고혈압이 되지 않도록 노력해야 하며, 고혈압이 되면 정상으로 돌아오도록 식습관과 운동을 해야 하다. 고혈압은 혈액이 동맥벽에 미치는 압력으로, 140/90mmHg 이상일 경우 고혈압이라고 한다. 고혈압의 빈도는 연령의 증가에 따라 지속적으로 증가해 65세 이상 인구의 경우 3분의 2 이상이 고혈압에 이환되며, 나이가 들수록 혈압조절 정도가 어려운 것으로 알려져 있다. 고혈압은 뇌혈류 장애를 초래하여 뇌졸중을 유발하고, 뇌졸중으로 인한 뇌세포의 파괴와 혈관이 좁아지면서 더욱 심화되는 뇌혈류 장애는 결국 치매에 걸릴 확률을 높인다. 고혈압을 줄이기 위한 예방 지침은 다음과 같다.

· 소금이 혈압을 높이는 역할을 하기 때문에 1일 염분섭취량을 5g(티스푼 2개)으로 줄여야 한다.
· 평소 정기적인 혈압 측정을 통해 자신의 혈압을 확인하고, 혈압이 높으면 의사에게 진료를 받는다.
· 혈압을 내리기 위해서 하루 30분 중·저 강도의 운동을 주 3회 이상 한다.

3) 적정 체중을 유지하라

복부비만의 경우 복부에 쌓여 있던 지방이 녹아 뇌의 미세혈관을 막으면서 독성물질들이 뇌세포에 직접적인 악영향을 끼쳐 혈관성 치매를 일으킨다. 여성의 경우 중년기에 뚱뚱했던 여성이 정상체중인 여성에 비해 알츠하이머의 발병 위험이 6배가량 더 높다. 따라서 치매예방을 위한 연령과 성별에 맞는 건강한 체중관리 지침은 다음과 같다.

· 체중에 급격한 변화가 이루어지지 않도록 식습관을 관리해야 한다.
· 복부비만이 있는 경우 복부비만을 빼기 위해서 꾸준한 운동을 해야 한다.
· 체중을 줄이기 위해서 규칙적이고 균형 잡힌 식사를 해야 한다.

4) 알코올 섭취를 최대한 줄여라

음주는 뇌 기능에 영향을 미친다. 장기간의 과음은 뇌신경세포의 세포막 손상을 통해 뇌신경세포의 소실을 유발하여 치매 발생을 촉진한다. 술을 많이 마실수록 뇌 용적이 작아지며 이 같은 현상은 남성보다 여성에게 더 확연한 것으로 나타났다. 즉 소량의 음주가 심장에는 이로울 수 있을지 몰라도 뇌에는 해롭다고 할 수 있다.

5) 콜레스테롤을 조절하라

콜레스테롤이 많아지면 동맥경화를 일으켜 혈류의 흐름을 방해하고, 특히 뇌로 가는 혈액 공급을 감소시켜 치매를 일으키게 된다. 콜레스테롤 수치가 높을수록 알츠하이머 치매가 발병할 위험이 높다. 콜레스테롤 조절을 위한 지침은 다음과 같다.

· 콜레스테롤이 많이 함유된 계란 노른자, 새우, 게, 오징어, 버터 등의 섭취를 삼간다.

· 식물성 섬유소가 많은 콩, 과일, 야채류를 많이 섭취한다.

· 탄수화물과 알코올 섭취를 줄인다.

· 콜레스테롤이 높을 경우 의사에 처방을 받는다.

6) 당뇨병을 예방해라

당뇨병은 췌장에서 분비되는 인슐린의 부족이나 세포의 인슐린 저항으로 탄수화물, 지방, 단백질 대사에 이상이 생겨 발생하는 만성적이고 지속적인 병을 말한다. 당뇨는 심혈관 질환 및 뇌졸중을 유발하여 혈관성 치매의 발병률을 높인다. 한편 혈당 자체만으로도 인지기능에 영향을 미친다는 연구결과도 있다. 혈당이 높을수록 당뇨병, 심혈관 질환 위험인자를 가진 환자에서 인지기능이 더 크게 저하되는 것으로 나타났다. 따라서 당뇨병 환자의 경우 만성적으로 혈당이 높으면 인지기능이 저하될 위험이 있기 때문에 당화혈색소를 낮추어주는 것이 인지기능 저하를 막을 수 있다.

7) 흡연을 하지 마라

중년기 흡연자는 오래전 금연한 사람들에 비해 기억력, 어휘력, 언어 유창성 등에서 인지 장애가 많이 나타난다. 또한 흡연은 심혈관 질환의 직접적인 원인이 되며, 특히 동맥경화를 일으키는 주범으로 뇌혈관성 치매를 일으키고, 비흡연자에 비하여 치매에 걸릴 확률이 2배 높아진다. 따라서 치매예방을 위해 반드시 금연을 해야 한다.

8) 알맞은 영양섭취를 하라

지나친 영양섭취는 당분 섭취를 증가시키는데, 특히 청량음료나 가공식품에 다량 포함되어 있는 단당류는 뇌세포 손상, 조기노화, 치매 등 퇴행성 뇌질환의 발생을 촉진하게 된다. 따라서 뇌세포를 손상시킬 수 있는 지나친 당분 섭취를 줄이고 알맞은 영양섭취를 해야 한다.

9) 기타

치매예방을 위해서는 일상생활에서 다음과 같은 사항들을 실천하는 것이 좋다.

- 몸가짐을 바로 하도록 신경을 쓴다.
- 난청과 시력장애가 치매를 일으킬 수 있기 때문에 치료한다.
- 유행에 민감하게 따라간다.
- 다른 사람이 말하는 것에 귀를 기울인다.
- 과거에 집착하지 말고 미래를 설계한다.
- 새로운 정보를 항상 접하고 발산시킨다.
- 요리나 블록쌓기 같은 손 움직임을 많이 한다.
- 독서나 바둑처럼 머리를 쓰는 일을 자주 한다.
- 일기나 편지를 쓴다.
- 긍정적인 생각으로 생활한다.
- 왼쪽 손과 발을 많이 사용해 뇌를 고르게 발달시킨다.
- 가벼운 운동으로 취미생활을 즐긴다.
- 한 달에 한번 이상 영화나 미술작품을 감상한다.
- 항상 웃는 표정을 짓는다.
- 혼자서 지내는 시간을 가급적 줄인다.
- 머리에 충격이 가지 않도록 잘 보호한다.

5. 치매노인을 위한 간호 방법

치매를 진단받은 노인은 치매 유형이나 치매 진행 정도에 따라 다양한 증상과 능력을 가지고 있다. 따라서 치매노인의 상태에 따라 간호를 해야 한다.

1) 치매노인의 환경을 안전하게 해야 한다

건강한 사람은 환경에서 오는 위험을 판단하고 적절한 예방을 할 수 있으나, 치매노인은 판단력과 기억력이 점차 저하되어 환경에 대한 자기 보호능력이 떨어져 있다. 따라서 간호인은 치매노인의 능력에 따라 주변의 위험요인들은 제거해야 한다. 예를 들어 칼이나 날카로운 것들이 있으면 자해를 하거나 간호하는 사람에게 위해를 줄 수 있다. 이외에도 전선, 열쇠, 다리미, 망치, 칼, 성냥, 세제, 비닐봉지(질식) 등은 모두 노인에게는 위험한 물건일 수 있다. 약은 노인의 손이 닿지 않는 곳에 두고 잠그는 것이 좋다. 그리고 계단의 낙상을 예방하도록 해야 하며, 화장실 변기와 목욕통 주변에는 손잡이를 설치하는 것이 좋다. 특히 배회행동이 심한 노인에게는 바깥으로 나가지 못하게 해야 하며, 만일의 경우를 대비하여 노인의 이름과 연락처가 적힌 명찰을 옷에 붙이거나 연락처를 적은 팔찌를 착용하도록 해야 한다.

2) 치매노인의 문제행동에 적절하게 대응해야 한다

치매노인에게서 이상행동이나 공격행동이 나타날 수 있는데, 간호인은 치매노인의 문제행동을 예방하거나 대처하는 방법을 알고 간호를 하면 문제행동을 감소시킬 수 있다. 예를 들어 화장실을 잘 찾지 못하면 항상 화장실 문을 열어놓거나, 배뇨와 배변을 규칙적으로 할 수 있도록 평소 습관을 살펴서 일정한 시간에 할 수 있도록 도와주는 것이다. 실금을 하면 실금을 줄이는 방법들을 사용해 보고 도저히 안 될 때만 기저귀를 사용한다. 피부에 변이 묻어 있으면 피부가 상하기 쉬우므로 잘 씻어주어야 한다.

3) 노인의 남아 있는 능력을 활용하도록 한다

치매노인의 능력은 계속 감소하지만, 가능한 남은 능력을 자주 사용하게 함으로써 능력의 감소를 늦출 수 있다. 그러나 무조건 강요하거나 억지로 시키면 오히려 환자의 상태가 더 나빠진다. 그러므로 간호인은 치매노인의 능력 정도를 파악하고, 일단 할 수 없게 된 것은 그대로 받아들이는 것이 좋다.

4) 간호하는 가족의 건강도 중요하다

치매노인을 돌보는 간호인은 많은 에너지가 필요하다. 따라서 치매노인을 돌보는 간호인은 건강해야 하고, 피로하지 않게 해야 한다. 간호인이 피로하고 힘들다는 생각을 가지고 있다면 치매노인을 잘 돌볼 수 없다. 간호인이 가족인 경우는 치매노인의 간호를 혼자보다는 나눠서 하고, 가족의 간호가 불가능하면 전문 간병인의 도움을 이용하는 것이 좋다. 가족은 전문 간병인을 도와주려는 자세를 가지고 있어야 한다.

5) 노인의 자존심을 존중해준다

치매노인이 문제행동을 하면 간호인이 노인을 함부로 대하거나 어린아이 취급하는 경우가 있다. 그러면 치매노인의 자존심을 상하게 해 더 나쁜 문제행동을 유발하는 경우가 많다. 또한 간호인이 치매노인을 함부로 대하게 되면 죄의식을 갖기도 한다. 치매노인의 문제행동은 사람이 나빠서가 아니라 질병에 의한 증상이라고 생각해야 한다.

6) 치료법에 너무 의존하지 않는다

지금까지 나온 치매 치료법은 완치보다는 치매를 지연시키는 데 효과는 있다. 최근 치매 증상을 줄이거나 진행을 느리게 하는 여러 치료법이 개발되고 있으나, 너무 치료법에만 의존하지 말고 정기적으로 전문 의사한테 상태를 점검받는 것이 좋다.

7) 노인의 능력을 고려하여 대화를 해야 한다

치매노인은 인지기능이 저하하면서 다른 사람의 말을 이해하는 능력도 떨어지고 자신을 표현하는 능력도 떨어진다. 그러므로 이러한 노인의 능력을 고려하여 인내심을 가지고 말을 잘 들어주어야 한다. 노인에게 말할 때는 쉽고 간략하게 해야 하며, 한 번에는 하나의 내용을 간단하게 말하는 것이 좋다. 간호인이 큰소리를 지르면 노인이 흥분하게 되어 오히려 더 이해하지 못하게 된다.

8) 식사에 도움을 주어야 한다

치매노인의 능력에 따라 스스로 식사를 할 때는 문제가 되지 않지만 점차 혼자 식사하기가 어려울 때는 떠먹여주어야 한다. 씹지 못하거나 삼키기 어려우면 튜브로 식사를 공급해야 하는 경우도 있다. 잘 삼키지 못하는데 억지로 먹이면 음식이 기도를 막아 위험해질 수 있다.

9) 목욕은 치매노인이 원하는 방법으로 한다

목욕을 시키려면 거부하거나 자기가 원하는 방법으로 하려고 한다. 이때 강제로 하면 목욕을 거부하기 때문에 가능한 치매노인이 기분 좋을 때 하는 것이 좋으며, 목욕은 치매노인이 원하는 방법으로 해주는 것이 좋다. 목욕을 시킬 때는 플라스틱 의자를 목욕탕 속에 놓고 앉히거나 변기 위에 노인을 앉힌 후에 샤워를 시키는 것이 편리하다. 로션을 발라주는 경우 바닥에 떨어지면 미끄러우니 주의해야 한다.

6. 치매환자의 문제행동에 대한 대처 방법

갑자기 집에 치매환자가 생겼다는 것만 해도 충격적이지만 치매환자한테 생각지도 못했던 다양한 증상들이 나타난다. 처음에는 단순히 기억력이 감소하기 시작하고, 나중에는 행동에도 장애가 생겨 일상생활에 불편을 겪을 뿐만 아니라, 심지어는 간호하는 사람들에 대한 공격적인 행동도 나타난다. 따라서 치매환자를 간호하거나 가족으로 함께 살아가기 위해서는 치매환자에게서 나타나는 문제행동에 대한 대처 방법을 알고 있어야 한다. 치매환자에 나타나는 문제행동에 대한 대처 방법은 다음과 같다.

1) 기억력이 감퇴한 경우

· 메모 등을 이용해서 적어두게 한다.

· 시계, 달력을 걸어두고 자꾸 인식시킨다.

· 수시로 일상생활에 대한 기억을 질문해서 기억하게 한다.

· 외출할 때는 연락처가 적힌 명찰을 옷에 붙여주거나 신원확인 팔찌를 착용하게 한다.

2) 언어와 의사소통 장애가 나타난 경우

· 같이 책을 읽는다.

· 보호자와 함께 단어를 찾는 훈련을 한다.

· 잊어버린 단어는 뜻을 알려주고 사용하게 한다.

3) 운동기능 장애가 나타난 경우

· 스트레칭 같은 근육이완운동을 시킨다.

· 걷기 같은 유산소운동을 지속적으로 한다.

· 식사 시 수저를 사용하기보다는 손가락으로 먹게 한다.

4) 비명을 지르거나 고함치는 경우

· 소리치면 안 되는 이유를 설명해준다.

· 다음부터는 그러지 않도록 주의를 환기시켜본다.

· 손을 잡아주며 다정히 대해준다.

5) 반복행동이 나타난 경우

· 반복행동을 한다는 것은 환자가 요구사항이기 때문이기에 짜증이나 화를 내지 않도록 한다.

· 반복행동의 원인이 무엇인지를 알아서 해결해준다.

· 원인을 해결해주기 어려울 때는 대화로 어려운 이유를 설득한다.

6) 공격적이거나 난폭한 행동이 나타난 경우

· 치매환자에게 공격적이거나 난폭한 행동이 나타나면 거부의사의 표현일 수도 있기 때문에 먼저 무리한 요구였는지를 판단한다.

· 아무 이유 없이 공격적이거나 난폭한 행동이 나타나면 상황에 대한 잘못된 이해와 판단 때문이므로 그렇게 해서는 안 되는 이유를 설명해준다.

7) 실금 · 실변 증상이 나타난 경우

· 환자가 대소변 실수를 한 것에 대해 나무라지 않도록 한다.

· 수분과 섭취하는 음식물의 질과 양을 조절하여 실금 · 실변을 줄여야 한다.

· 취침 전 2시간 전을 제외하고 낮 동안에는 충분한 수분을 섭취하게 하는 것이 실금 · 실변을 줄일 수 있으며, 방광의 건강유지에 유익하다.

· 식사나 간식을 먹고 나면 30분 후에는 반드시 화장실로 모시고 가서 배뇨와 배변을 하는 습관을 길러준다.

· 실금 · 실변 증상의 통제가 어려운 경우에는 기저귀를 사용한다.

· 실금 · 실변 증상이 심한 경우에는 비뇨기적 검사나 부인과 검진을 받도록 한다.

· 화장실을 찾지 못하여 실금이 있다면 문을 항상 열어두는 것이 좋다.

8) 기타의 경우

· 밤이 되면 상태가 더욱 나빠지는 경향이 있는데 그럴 때는 밤에 약한 불을 켜놓는다.

· 치매환자가 의존적인 행동을 하면 관심을 가져준다. 예를 들어 옷을 갈아입힐 때 옷을 환자의 눈앞에 순서대로 늘어놓고 환자에게 옷을 입어야 한다는 것으로 이해시키며 환자 스스로 옷을 입을 수 있도록 도와준다.

· 치매환자가 초조해하거나 불안해하면 관심을 끌만한 것을 제공하여 주위를 환기시킨다.

7. 치매환자를 위한 환경관리

치매가 심해질수록 판단력과 신체기능이 현저하게 떨어지기 때문에 환자를 보호하기 위해서는 다음과 같은 환경관리를 해주어야 한다.

1) 집안과 부엌의 안전을 점검한다

· 환자가 다니는 길의 환경을 단순하게 한다.
· 환자가 다치거나 공격적인 행동을 할 때 사용할 수 있는 위험한 물건은 치운다.
· 층계에는 잡기 쉬운 손잡이나 난간을 만들도록 한다.
· 층계 끝이 잘 보이도록 색 테이프를 붙인다.
· 환자가 이동하는 길에는 넘어질 수 있는 장애물을 제거한다.
· 애완동물은 키우지 않는 것이 좋다.
· 음식물을 잘 보관하여 환자가 마음대로 음식을 먹지 않도록 한다.
· 부엌의 가스관은 꼭 안전하게 잠근다.
· 가구이동이나 이사 같은 환경변화는 환자를 불안하게 하기 때문에 환경변화를 줄여야 한다.
· 자극적인 TV화면은 환자에게 공포감이나 환상을 만들어내기 때문에 주의해야 한다.

2) 환자와 관련된 물건을 관리한다

· 환자는 자신의 소중한 물건을 자주 잊어버리므로 환자만의 전용상자를 만들어주어 잊어버리지 않도록 한다.
· 환자가 물건을 감추는 경우 집안의 물건을 간소화하여 쉽게 다시 찾을 수 있도록 한다.
· 환자가 중요한 것이나 귀중품을 휴지통에 버릴 때도 있으니, 휴지통을 비울 때는 반드시 내용물을 확인하고 중요한 물건은 잘 보관해둔다.
· 하수구에 귀중품을 버리는 경우가 있으므로 배수관에 망을 씌워둔다.

3) 안전사고 및 위급한 경우에 대비한다

· 기본적인 응급처치 방법을 알아둔다.

· 응급처치에 필요한 약품을 미리 준비해둔다.

· 긴급연락처(치매상담자, 병원, 치매센터, 소방서, 경찰서 등)를 알아둔다.

· 도움을 청할 수 있는 가까운 가족, 친척, 이웃, 친구 등 연락처를 알아둔다.

4) 가족도 간호방법을 알아야 한다

· 우선 보호자가 충분히 쉬어야 에너지를 재충전해서 간호를 할 수 있다. 따라서 간호를 혼자보다는 다른 가족과 교대하거나, 휴가를 가서 충전하거나, 주간보호센터에 환자 보내는 방법도 고려해야 한다.

· 주위의 치매에 대한 비전문가의 말에 현혹되어서는 안 된다. 중요한 사안이거나 어려운 문제가 생기면 꼭 담당 의사나 간호사와 상의하여야 한다.

· 환자가 실수하거나 잘못하는 경우에도 화를 내지 않는다.

· 환자에게 칭찬을 해주고 친절하게 대한다.

· 환자가 수치스러운 이상행동을 했을 때 나무라지 말고 수용해주어야 한다.

· 가족이 환자와 질병에 대한 느낌을 표현하도록 하고 정서적 지지를 해준다.

· 소그룹 활동(가족모임), 치매환자를 위한 복지관이나 시설 등의 정보를 알고 최대한 이용한다.

제4장

치매를 예방하는 방법

1. 치매예방을 위한 인지요법

노화 과정에서 초래되는 가장 심각한 문제는 인지기능의 감소다. 인지(cognition)란 뇌에서 정보를 받아들이고 생각하고 목적에 맞게 행동하는 통합적인 기능을 이르는 말이다. 주요 영역은 주의, 기억, 언어, 실행, 시지각이며 그 외에 정서, 계산 등의 별도 영역으로 구분된다. 노인의 인지기능은 연령의 증가에 따라 뇌기능과 기억력이 점진적으로 감소되어 60대에는 25%가 가벼운 정도의 인지장애를 보이다가 70대에는 현저하게 저하되기 시작하여 80대 이상에서는 약 54.6%가 중증의 인지장애를 보인다.

인지기능 저하는 기억력, 지남력, 판단력, 이해 및 집중력 등이 떨어져 새로운 정보를 학습할 능력이 감소되고, 최근의 일도 잘 기억하지 못하고 점차 질병이 진행되면 과거의 기억조차 잊게 되면서 지남력과 판단력 장애가 심하게 나타난다. 결국 치매를 예방하고 인지기능을 유지하기 위해서 인지요법이 널리 활용되고 있다.

인지요법이란 환경으로부터 감각정보를 평가하고 지각하는 능력을 길러주고, 환경 내에서 목적 활동을 이해하고 계획·수행하는 능력을 길러주는 인지훈련 활동을 말한다. 과거에 인간의 뇌는 어느 정도 나이를 먹으면 변화할 수 없다는 생각이 지배적이었다. 하지만 최근 과학기술과 뇌 연구의 발달로 '뇌는 변할 수 있다'는 증거가 속속 나타나고 있다. 즉 인간의 뇌는 가소성(plasticity)을 지니고 있기 때문에 특정 영역이 손상 되더라도 다른 영역에서 이러한 기능을 담당하거나, 특정한 활동을 오랫동안 반복하거나 학습했을 때 뇌의 변화가 가능하다는 것이다.

〈표 4-1〉 인지기능

구 분	내 용
지남력	사람, 장소, 시간을 파악하는 개인의 지각 능력
집중력	어떤 일을 할 때 상관없는 주변 소음이나 자극에 방해받지 않고 몰두하는 능력
지각력	외부의 자극을 정확하게 인지하는 능력
기억력	일상에서 얻어지는 인상을 머릿속에 저장하였다가 다시 떠올리는 능력
판단력	사물을 올바르게 인식·평가하는 사고의 능력
언어력	자신의 생각이나 감정을 표현하고 다른 사람의 말을 이해하여 의사를 소통하기 위한 소리나 문자 따위를 사용하는 능력
시공간력	사물의 크기, 공간적 성격을 인지하는 능력
계산능력	물건 또는 값의 크기를 비교하거나 주어진 수의 연산의 법칙에 따라 처리하여 수치를 구하는 능력

인지요법은 노인에게 나타나는 인지기능 저하를 치료하고 보존 및 향상을 위해 특별히 만들어진 의사소통 중심의 접근법이다. 뇌과학자는 뇌에 지속적으로 적절한 자극을 제공하여 치매노인의 남아 있는 인지기능의 보존 및 향상이 가능하다고 보고 있다. 비록 치매가 심해진 상태의 인지기능을 되돌릴 수는 없지만 인지기능의 잔존 능력을 보존하고 독립적인 기능을 최대한 유지하는 데는 도움을 줄 수 있다는 것이다. 따라서 이러한 인지요법은 뇌손상이나 치매를 앓고 있지 않은 정상노인에게서도 치매를 예방하는 방법의 하나로 적용이 가능하며, 현재의 인지기능의 능력을 향상하고 보존할 수 있는 방법으로 활용할 수 있다.

2. 치매예방을 위한 활동지 활용 방법

치매환자들을 분석해보면 치매는 고학력자보다는 저학력자가 많이 걸리는 것으로 나타났다. 그리고 전반적으로 머리를 많이 사용하는 직업 종사자보다는 머리를 많이 사용하지 않는 직업 종사자에게 치매가 많이 나타났다. 또한 평상시 뇌를 많이 쓰면 정신계 손상을 감소시킬 수 있다는 연구결과를 종합해보면 머리를 많이 사용할수록 치매를 예방하는 데 도움이 된다는 것이다.

결국 인지요법은 뇌 운동을 통하여 치매를 예방하거나 치매를 더디게 하는 데 유용하다는 것을 알 수 있다. 따라서 인지요법을 적용하면 뇌가 운동을 하여 신경전달 통로의 수를 증가시킴으로써 뇌가 손상될 때 새로운 신경전달 통로를 이용할 수 있다. 인지요법은 다양하지만 그중에서 지속적이면서도 가장 효과적인 것이 치매예방 교육이다. 치매예방 교육은 직접 강의를 통해 전달할 수도 있지만 활동지를 통해 학습자가 직접 참여하는 것도 교육적 효과가 매우 높다.

치매예방 활동지를 이용한 치매예방은 인지기능 저하를 치료하고 보존 및 향상을 위해 특별히 만들어진 의사소통 중심의 접근방법이다. 인지요법 중에서 활동지를 통한 치매예방은 치매교육을 체계적이고 지속적으로 할 수 있다는 장점을 가지고 있다.

치매예방을 위한 활동지는 여러 가지가 있지만 여기서는 〈치매예방을 위한 뇌건강 활동지〉(서현사, 2018)를 가지고 설명한다. 〈치매예방을 위한 뇌건강 활동지〉의 활용법을 살펴보면 다음과 같다.

· 치매예방 프로그램은 가장 기초적인 1단계부터 고급의 5단계(5권)로 구성되어 있고, 활동지의 상황에 따라 단계별로 적용할 수 있다.

· 활동지는 지남력, 집중력, 지각력, 기억력, 판단력, 언어력, 시공간력, 계산능력, 활동능력, 일기쓰기 등 10가지로 구성되어 있다. 능력마다 난이도가 다른 3개의 활동지가 있으며, 일기쓰기는 13페이지가 첨부되어 있다. 활동지의 샘플은 '부록'에 첨부하였다.

· 활동지 1권에는 총 27개의 활동지와 13페이지의 일기로 구성되어 있기 때문

에 활동지는 수업 중에 사용하며, 일기쓰기는 매일의 과제로 활용할 수 있다.

· 활동지는 1시간당 2개의 활동지를 사용할 것을 권하며, 시간이 남을 때는 3개 정도 활용해도 된다. 따라서 활동지 1권은 주 2회 회당 2시간씩 수업을 한다고 가정한다면 1개월 분량이다. 매월 1권의 활동지를 적용한다면 5개월 동안 사용할 수 있다. 활동지를 실제로 적용한 교육과정안을 '부록 16'에 제시하였다.

· 활동지를 활용한 수업활동은 다음과 같이 진행한다.

〈표 4-2〉 수업활동

<table>
<tr><td colspan="2">프로그램명</td><td colspan="2">치매예방 활동</td></tr>
<tr><td colspan="2">수업명</td><td colspan="2">지남력 높이기</td></tr>
<tr><td colspan="2">학습목표</td><td colspan="2">· 지남력을 설명할 수 있다.
· 지남력에 관련된 기억들을 말한다.</td></tr>
<tr><td colspan="2">수업단계</td><td>교수 및 학습 활동</td><td>자료</td></tr>
<tr><td>1</td><td>도입단계
(5분)</td><td>· 오늘의 날씨, 특이한 일, 소감 등을 말해 준다.
· 오늘 학습할 내용에 대해서 소개를 한다.
· 학습목표를 설명한다.</td><td></td></tr>
<tr><td>2</td><td>전개단계
(20분)</td><td>· 지도사: 활동지를 작성하는 방법을 자세하게 설명한다.
-내담자: 지도사의 설명을 듣는다.
· 지도사: 활동지를 설명한 대로 작성하도록 한다.
-내담자: 설명을 들은 대로 학습지를 작성한다.
· 지도사: 활동지 작성을 마치면 활동지의 내용을 확인한다.
-내담자: 자신이 작성한 학습지가 올바르게 작성되었는지 확인한다.</td><td></td></tr>
<tr><td>3</td><td>정리단계
(5분)</td><td>· 지도사: 학습소감을 발표하게 한다.
-내담자: 학습소감을 발표한다.</td><td></td></tr>
</table>

		· 지도사: 학습에 대한 정리와 평가를 한다. · 지도사: 차시학습 예고를 한다.	

· 활동지를 수업에 효과적으로 활용하기 위해서는 먼저 지도자가 학습자에게 활동지를 해결하는 방법과 마감시간을 알려주어 활동지를 어떻게 풀어야 하는지 고민하지 않도록 해야 한다.

· 학습자가 활동지를 푸는 동안 지도자는 학습자가 활동지를 해결할 수 있도록 도와주어야 한다.

· 활동능력은 학습자 전체에게 활동지에서 요구하는 대로 활동하도록 지도한다.

· 일기쓰기는 매일 일기쓰기 양식에 맞게 쓰도록 지도한다.

· 활동지를 다 해결하고 나면 전체 학습자에게 소감을 물어보고 수업을 정리하고 차시 학습을 예고한다.

3. 치매예방을 위한 미술치료

1) 미술치료의 정의

미술치료(art therapy)는 1800년대와 1900년대 초 유럽에서 정신병리 진단의 보조도구로 사용되면서부터 시작되었다. 그리고 산업화의 발달로 인간성 상실이 사회적 문제가 되면서 정신병리적 문제를 본격적으로 연구되었다. 미술치료란 미술이라는 매체를 통해 심리적·정서적 갈등을 완화시켜 원만하고 창조적으로 살아갈 수 있도록 도와주는 심리치료법이다. 미술창작활동을 통해 개인의 심리상태나 정서상태를 파악하고, 갈등관계의 심리정서적인 요소들을 미술창작활동을 통해 조화롭게 해결하도록 도와줌으로써 병리적인 정신구조의 재편성뿐만 아니라 심리적인 갈등 완화를 도와주는 치료활동이라 할 수 있다.

2) 미술치료의 방법

미술치료는 지금까지 나와 있는 심리치료법 중에서 가장 많은 연구와 임상 결과를 가지고 있는 분야다. 미술치료는 원래 미술적 표현방법과 치료라는 영역이 합쳐지면서 이론이 정립되었다. 따라서 art therapy는 예술치료, 예술요법, 미술치료, 회화요법 등으로 불린다. 미술치료의 진단방법으로는 회화요법, 묘화요법, 그림요법 등 다양하게 사용되고 있으며, 표현방법으로는 그림, 조소, 디자인, 서예, 공예 등으로 사용할 수 있다. 때문에 다른 치료에 비해 다양하게 활용되고 있어 내담자의 상태를 객관적으로 보는 데 효과적이다.

3) 미술치료의 목적

미술치료의 목적은 인간 개인이 가진 사회적 상호관계에서 어려움에 처한 정서적 불안이나 삶의 어려운 상황을 표출하고, 때로는 개인의 내면적인 문제점을 발견하고 해결하여 건강한 사회생활을 영위할 수 있도록 돕고, 때로는 개인의 무의식을 탐구하는 데 있다.

4) 미술치료의 효과

· 노인이 그린 그림 속에는 자신만의 감정과 생활을 반영한 비언어적 표현이 감추어져 있다. 따라서 자유로운 그림 표현을 통해 치매노인은 어려움 없이 자신의 속마음을 거부감 없이 내놓는 동시에 언어가 주는 표현의 어려움과 두려움의 완충제 역할을 해주기 때문에 우울증을 감소시킨다.

· 치매노인이 가질 수 있는 불행한 자기감정이나 고독감을 창조적인 미술치료 활동을 통해 감소시킬 수 있다. 노인은 결과물을 보며 자신이 성취하였다는 뿌듯함과 기쁨을 누리게 되는데, 이러한 감정은 자기효능감을 갖게 함으로써 삶에 대한 긍정적인 시각을 가지도록 한다.

· 붓이나 펜 등의 미술도구를 사용하면 노인의 굳어진 소근육을 사용하게 하므로 신체적으로도 건강에 도움을 준다.

· 미술은 평면적이고 입체적인 활동을 통해 시각적 집중력과 발달을 도와줌으로써 공간지각능력을 높인다.

· 미술치료 활동을 집단으로 하면 치매노인이 집단구성원으로서 소속감을 가지고 집단의 공통적 어려움을 공유하게 된다. 또한 자신의 행동을 집단의 피드백을 통해 알게 되므로 타인에게 미치는 서로 간의 행동에 관심을 가지면서 자

기 내면의 감정변화에 따른 행동변화에 영향을 미친다.

· 타인에게 자신을 표현하는 데 어려움을 가진 내담자는 그림이라는 매체를 통해 의사소통할 수 있으므로 좀 더 쉽게 원만한 대인관계를 형성할 수 있다.

· 합동으로 작품을 만드는 미술활동에 참여하면 협동의식을 통해 타인의 감정을 인식하고 이해함으로써 적절한 대인관계를 개선시킬 수 있다.

4. 치매예방을 위한 웃음치료

1) 웃음 치료의 정의

웃음은 유머의 자연스러운 반응으로 상호작용을 가능하게 하는 의사소통의 일종이다. 웃음의 사전적 의미로는 '쾌적한 정신활동을 수반하는 정서반응'이라고 하였으며 여기에는 신체적인 활동을 포함한 변화를 의미한다.

웃음은 긍정적인 웃음과 부정적인 웃음으로 분류된다. 웃음은 대인관계를 형성하며 살아가는 인간의 비언어적인 의사소통의 하나고, 상호관계성에서 웃음이라는 매개를 통해 부정적 관계와 긍정적 관계를 알리는 상징적 도구이기도 하다. 긍정적인 웃음은 대인관계를 보다 친밀하고 협조적인 관계로 만들어주고, 일상생활의 창의적 사고수준을 증진해주는 역할로 업무의 생산성과 결속력을 극대화하는 요소이기도 하다.

웃음치료(laughter therapy)란 웃음을 통해 자신의 신체적·감정적 상태를 표현함으로써 그 과정에서 즐거움을 찾고, 신체적·정신적 잔존 기능을 극대화시킴으로써 자신에게 긍정적인 변화를 가져오는 것을 말한다. 웃음을 통해 건강한 신체적·정신적·사회적 관계를 형성하고, 궁극적으로 인간 삶의 질을 높이며 행복을 찾을 수 있도록 도와주는 것이라 할 수 있다.

2) 웃음치료의 특징

· 웃음은 스트레스를 없애준다. 웃음은 스트레스의 천적이라고 한다. 실제로 아프다는 생각을 하면 자리에 눕게 되는데, 이때 자리에 눕는 대신 온몸으로 한바탕 크게 웃다보면 혈액순환이 두 배 이상 증가하고 근육이 풀리고 피로가

사라진다.

· 웃음은 즐거운 감정을 불러일으킨다. 우리가 즐거운 감정을 가지면 우리 몸의 기능을 극대화시켜준다. 한바탕 웃으면 침의 분비량을 늘려 소화를 돕고, 웃고 있는 동안에는 위염에도 효과가 있다.

· 혈액순환이 좋아진다. 한바탕 웃으면 혈액순환을 증가시키고, 심장을 튼튼하게 하여 심장마비나 심혈관계 질환을 예방할 수 있다.

· 웃음은 심한 두통이나 허리 통증에 좋다. 웃음치료를 받고 나면 적어도 몇 시간 정도는 통증 없이 지낼 수 있다. 웃을 때는 모르핀보다 진통효과가 무려 200~300배 강한 엔도르핀과 엔케팔린 등의 진통호르몬이 다량 분비되기 때문이다.

· 면역계가 강해져 암을 예방할 수 있다. 웃음은 항체분비를 증가시켜 우리 몸의 저항력을 강하게 하여 암을 예방할 수 있다.

3) 웃음치료의 효과

· 웃음은 노인에게 즐거운 마음을 만들어주니, 자연스럽게 우울한 마음을 사라지게 하여 우울증을 치료하는 데 탁월한 효과가 있다.

· 웃으면 다양한 호르몬이 분비되는데 이때 집중력을 높여주는 도파민의 분비도 증가함으로써 인지기능을 유지하거나 높이는 데 도움이 된다.

· 웃음을 통해 긍정적으로 세상을 보게 되고, 결국인 삶 자체를 즐거운 마음으로 살도록 해준다.

· 우울, 불안, 분노, 절망 같은 부정적인 감정이 조금씩 사라지고 세상과의 관계를 정상적으로 유지할 수 있다.

· 혈관계 치매에 나쁜 스트레스를 없애주어 혈관계 치매를 예방할 수 있다.

5. 치매예방을 위한 음악치료

1) 음악치료의 정의

음악치료(music therapy)는 환자의 건강을 회복시키기 위하여 음악이라는 매개체를 통하여 개인이 가진 문제를 해결하고 변화를 이끌어내는 치료적인 과정을 말한다. 음악치료의 대상은 정신 장애나 발달 관련 장애를 가진 사람, 알츠하이머병 등 노화와 관련된 질병을 가진 사람, 후천적인 외상으로 고통 받는 사람, 뇌 손상을 입은 사람, 육체적 질환으로 만성적인 고통을 가지고 있는 사람 등이 음악치료의 대상자가 되며, 건강한 사람도 음악치료의 혜택을 받음으로써 그들의 삶의 질을 높일 수 있다.

2) 음악치료이 방법

음악치료의 표현 방법은 음악듣기, 연주하기, 춤추기 등으로 이루어시며, 음악이 치료적 도구로 사용되는 이유는 음악은 인간행동이며, 리듬은 조직자이며 에너지의 원천이고, 시간의 흐름 속에 존재되는 구조적인 현실이며, 장소와 사람의 수에 크게 구애 받지 않으며 자유롭게 적용될 수 있다. 그리하여, 음악은 정보 운반, 학습, 자극을 유도함으로써 환자의 내면세계를 열리도록 하여 환자의 경향, 선호도, 친숙함, 현재의 기능을 파악하여, 음악을 통한 의미 있는 경험이 일어날 수 있는 치료적 환경을 만들어낸다.

3) 음악치료의 효과

· 노래는 여러 시대의 인생을 반영하고, 노인은 노래를 통해 지나긴 그 시설의 일을 회상하게 된다. 따라서 시대별로 유행했던 친숙하고 익숙한 노래를 들려줌으로써 회상을 통해 장·단기기억을 자극하여 젊어서 좋아했던 노래나 음악을 감상하며 회상력과 장기기억력을 증진시킨다.

· 음악은 기억과 정서를 자연스럽게 자극하기 때문에 치매환자의 마음을 편안하게 이완시키는 데 효과적으로 사용될 수 있으며, 사회적 관계증진과 성취감을 갖게 하여 삶의 존재가치를 높일 수 있다.

· 그룹 활동으로 노래 부르기를 하면 표현을 통해 서로 교감하면서 사회 통합감을 높인다.

· 간단하고 반복적인 음악을 들려주면 음악을 듣기 위해 집중력과 주의력을 강화시킨다.

· 타악기 연주는 신체기능이 저하된 노인에게 있어 감각운동을 도울 수 있다. 또한 연주과정에서 신체로 전달되는 촉각적 반응과 음색과 공명 등의 청각적 반응을 경험할 수 있다.

· 악기를 연주하면 상지의 소근육운동 능력을 향상시킬 뿐 아니라 신체 움직임의 강화로 신체 재활에도 효과적이다.

· 타악기 연주활동은 노인의 우울감을 감소시키고 자존감과 자기만족감을 상승시켜 긍정적인 언어를 사용하는 효과를 가져온다.

6. 치매예방을 위한 독서치료

1) 독서치료의 정의

독서치료(biblio therapy)는 간단하게 독서 자료를 읽거나 들은 후에 토론이나 역할놀이, 창의적인 문제해결 활동 등의 과정을 거치고, 독서 자료로부터 문제에 대한 통찰력을 이끌어내도록 돕는 것이다. 즉 독서치료는 발달이 부족하거나 특정하고 심각한 문제를 가지고 있는 내담자를 대상으로 다양한 문학작품들을 매개로 하여 치료사와 일대일이나 집단으로 토론, 글쓰기, 그림 그리기, 역할극 등 여러 가지 방법의 상호작용을 통해서 자신의 적응과 성장 및 당면한 문제들을 해결하는 데 도움을 얻는 것을 말한다.

2) 독서치료의 방법

독서치료가 다른 일반적인 독서와의 차이는 책을 읽은 후에 구체적인 활동이 반드시 함께 일어나야 한다는 것이다. 독서치료연구학회에서는 독서치료를 발달적 독서치료, 임상적 독서치료로 나눈다. 발달적 독서치료는 사람이 정상적인 일상의 과업에 대처하기 위해 문학작품을 활용하는 것이다. 예를 들어, 치매에 대한 교육을 직접 듣는 것보다 치매와 관련된 책을 읽으면 치료의 의미보다 전체적인 발달을 도울 수 있다는 것이다. 임상적 독서치료는 정서적으로나 행동 면에서 심하게 문제를 겪고 있는 사람들을 도와주는 개입의 형태로서 특별한 문제에 초점을 둔다. 예를 들어, 치매환자에게 또래관계, 가족관계뿐만 아니라 심지어 치매환자의 문제행동을 치료하는 방법이 되기도 한다.
독서치료에 사용되는 독서 자료는 문학작품, 인쇄된 글, 영화나 비디오 같은 시청각자료, 자신의 일기 등 내담자 자신의 작품 등을 말한다. 독서치료에서의 진단은 독서 자료를 읽은 후에 토론, 글쓰기, 그림 그리기, 역할극 등의 여러 가지 방법의 상호작용 등이 있다.

3) 독서치료의 효과

· 독서 치료는 상담자와 내담자 상호간의 교류를 통해서 자기 성찰을 하도록 도우며, 나아가 자기 자신의 이미지를 정확하게 파악하여 왜곡된 대인관계를 교정할 수 있다.

· 집단 독서치료는 경험의 감정을 표현하는 데 어려움을 가진 노인이 서로에게 자신을 드러내며 이해시키고 공감하게 함으로써 대인관계를 향상시킨다.

· 책을 읽고 작품을 이해하면서 노후생활을 보다 만족스럽고 성공적으로 이끌어 생활만족도와 삶의 질을 향상시킨다.

· 경제적 능력과 기동력이 감소되는 노인에게 있어 비용이 저렴하고 접근이 용이하게 적용할 수 있다.

· 책을 읽으면 다양한 단어와 내용을 접하면서 인지기능이 향상된다.

· 책을 읽으면서 작품에 몰입하면 우울증에서 벗어날 수 있다.

7. 치매예방을 위한 동물매개치료

1) 동물매개치료의 정의

1960년대 정신과 의사였던 보리스 레빈슨(Boris Levinson)은 아동이 진료를 받기 위하여 대기실에서 기다리는 동안 개와 놀면서 치료를 받지 않고도 저절로 회복되는 놀라운 사실을 목격하고 부수적 치료로 동물매개 치료를 적극적으로 활용할 것을 제안하였다. 동물매개치료(animal assisted therapy)는 동물의 자연스러운 행동이나 표정이 사람의 마음을 융화시키는 신기한 매력을 가지고 있기 때문에 동물을 매개로 사람과 사람 사이의 커뮤니케이션을 활성화해 삶의 본질이나 활력을 되찾는 것을 치료에 이용하는데, 이를 애완동물치료(pet therapy)라고도 한다. 즉 동물매개치료는 특정한 기준에 맞는 동물이 인간의 신체적·사회적·정서적·인지적 기능을 향상시키거나 이와 관련된 문제를 치료하는 것이라고 할 수 있다. 동물매개치료는 교육적이고 오락적 유익을 제공하여 삶의 질을 향상하는 기회를 제공하는 동물매개활동(animal assisted activities)과는 차이가 있다. 특별히 훈련된 특정기준에 도달한 전문적·준전문적, 그리고 자원봉사자들에 의해 다양한 환경에서 이루어지고 있다.

2) 동물매개치료의 목적

동물매개치료의 목적은 인간과 가장 감성적으로 접근 가능한 동물로 정신질환, 지체장애 등을 치료하는 데 있다. 또한 동물매개치료에서 이용하는 동물은 장애인이나 노인에게 서비스를 제공하기도 하지만, 운동량이 부족한 사람들에게 반려동물은 놀이 및 산책을 함께할 수 있게 하고, 규칙적인 식사준비 및 기타 일상생활에 소홀한 독신이나 노인에게도 보다 규칙적인 생활을 할 수 있도록 도움을 주어 건강증진에 긍정적인 효과를 주며, 스트레스 유발을 최소화시킬 수 있다.

3) 동물매개치료의 효과

· 동물매개치료는 주변에서 쉽게 접할 수 있는 애완동물을 기르고 보살피면서 자연스럽게 정서 발달 및 사회성 증가가 이루어진다.

· 애완동물을 기르면서 애착이 형성되어 건강하고 긍정적인 심리발달에 도움이 되어 우울증에서 벗어날 수 있다.

· 동물을 돌보면서 동물의 욕구를 이해하려는 과정을 통해 타인을 이해하려는 감정이입 행동이 나타남으로써 정서가 발달하고 사회성이 증가한다.

· 애완동물을 키우면 어린 시절의 애완동물에 대한 추억에 잠기게 하는 회상력과 장기 기억력 향상에 도움이 된다.

· 동물매개치료는 자기효능감이나 자신감 같은 긍정적 정서를 증가시켜 심리적인 효과를 얻을 수 있다.

· 인간과 동물의 상호작용은 인간의 건강에 긍정적인 효과를 나타내는데, 심장장애의 위험 감소, 혈압 저하, 일반적으로 전반적인 건강증진 같은 신체적 효과가 나타난다.

8. 치매예방을 위한 이야기치료

1) 이야기치료의 정의

이야기치료(narrative therapy)는 어떤 사물이나 사실, 현상에 대하여 일정한 줄거리를 가지고 하는 말하는 것으로 치료하는 것을 말한다. 이야기치료는 어떤 예상이나 선입관도 없이 사람이 자신의 경험과 상상력을 활용하여 다른 사람이 언어화한 경험을 해석하려고 노력하는데서 치료가 이루어진다. 다시 말하면 이야기치료는 자신의 경험에 의미를 부여하는 해석과정 자체에 초점을 둔다고 할 수 있다.

2) 이야기치료의 특징

이야기치료는 이야기가 사람을 변화시키는 힘이 있다는 것을 전제로 하고 있다. 따라서 이야기치료는 내담자와 치료사가 직접 대화를 통해 이야기를 만들어가는 과정을 통해 치료를 한다. 즉 이야기치료는 이야기를 만들어가는 과정을 통해 문제를 해결하거나 상처가 치료되는 것이다.

언어에 의존하고 있는 이야기치료가 효과를 얻기 위해서는 내담자가 사용하는 언어가 치료자가 이해할 수 있는 것이어야 한다. 그래야 치료자는 내담자의 이야기를 듣고 수용할 수 있으며, 그에 맞는 치료를 제공할 수 있기 때문이다.

이야기치료의 목표는 문제해결보다 내담자가 자신의 경험을 이야기 하면서 스스로 자신이 가지고 있는 문제를 깨닫고, 문제해결의 실마리를 찾을 수 있도록 도와주는데 의미가 있다. 더 나아가 치료자가 내담자에게 다양한 문제해결 방안을 제시해주면 내담자는 그 중에서 가장 합리적인 것을 선택할 수 있도록 도와주어야 한다.

3) 이야기치료의 효과

· 개인이 가지고 있는 문제를 해결해준다. 노인 자신이 가지고 있던 문제를 자연스럽게 이야기를 하다보면 풀리게 되는 경우가 많다.

· 스트레스가 해소된다. 평소에 제대로 표현하지 못했던 것을 충분히 표현하면 스트레스가 해소되면서 시상하부와 교감신경계가 안정돼 혈액순환을 비롯한 각종 신진대사가 안정적으로 이루어진다.

· 친밀감 제공을 제공한다. 다른 사람들에게 자신의 이야기를 하다 보면 서로 이해심이 많아지고 인간관계도 좋아진다.

· 이야기치료는 사람들에게 말을 할 수 있다는 것만으로도 외로움에서 벗어날 수 있고, 우울증에서 벗어날 수 있다.

· 이야기치료는 비용이 전혀 들지 않고 어디서든 할 수 있어 매우 효율적인 치료법이다.

9. 치매예방을 위한 글쓰기치료

1) 글쓰기치료의 정의

글쓰기치료(journal therapy)는 정신적·육체적·정서적·영적으로 더 나은 건강과 행복을 위하여 반성적인 글쓰기를 사용하는 치료방법이다. 아무 글이나 글쓰기를 한다고 해서 치료효과가 있는 것은 아니다.

2) 글쓰기치료의 방법

글쓰기치료를 하려면 내담자에게 상처가 되었던 과거의 사건을 글로 자세히 묘사하고 그때 느꼈던 감정과 그 사건을 보는 현재의 느낌을 함께 쓸 때 치료의 효과가 커진다. 글쓰기를 할 때 꼭 이야기되었어야 할 사건들이 전개되면서 거기에 얽혀 있던 모호한 감정이 의미 있는 감정으로 재구성된다. 글쓰기를 통해 감정과 사건, 지금의 감정과 그때의 사건을 통합하는 과정을 거치면서 감정을 다스릴 수 있어야 치료가 된다. 글쓰기치료는 표현예술치료 쪽에서도 활용되고 있고 미국에서는 매우 활성화되어 있다. 글쓰기치료에는 서신왕래, 일기쓰기, 창의적 글쓰기, 시, 구조화된 글쓰기, 수필쓰기 등의 방법이 있다.

3) 글쓰기치료의 주의사항

글쓰기치료를 할 때 주의할 점은 문법이나 작품의 완성도를 보는 것이 아니라 내담자의 경험과 내면의 감정을 솔직하게 표현하는 데 초점을 두어야 한다. 글쓰기치료는 조금만 지도를 받으면 매우 값싸고 시공간의 제한이 없다는 장점이 있지만, 내담자의 상처를 반복해서 자세히 끄집어내기 때문에 고통을 줄 수 있다는 단점이 있으니 주의해야 한다.

4) 글쓰기치료의 효과

· 글을 쓰는 동안 생각을 해야 하기 때문에 감정충돌을 안화시켜주고 자기효능감을 높여준다.

· 글을 쓰면서 반성적인 사고를 하고 문제해결능력 또한 향상된다.

· 글을 쓰는 일에 몰두를 해야 하기 때문에 집중력이 높아지며 우울증이 감소한다.

· 글쓰기에 집중하면 긴장을 해소시켜 스트레스를 줄여준다.

· 글쓰기를 완성했을 때 성취감을 느끼며 자기효능감도 증진된다.

· 노인이 일기를 쓰면 학습 및 기억 능력, 주의집중 능력, 성격 및 정서 기능, 언어관련 능력, 시공간적 지각 및 구성 능력, 실행 기능 등의 중요한 인지기능이 유지되고 향상된다. 또한 감수성이 풍부해지고, 하루일과를 정리함으로써 계획성 있는 생활습관을 유지할 수 있다.

10. 치매예방을 위한 시치료

1) 시치료의 정의

시(詩)는 꿈과 같이 인간의 무의식에 가장 가까운 언어로, 시의 이미지, 상징, 리듬, 운율 같은 요소가 우리 내면세계로 통하는 문과 같은 역할을 한다. 이러한 의미에서 시치료(poetry therapy)는 문학작품 중에서 주로 시를 가지고 치료를 하는 것이다. 따라서 독서치료보다 그 매체가 한정되어 있지만 미국에서는 거의 독서치료와 동의어로 쓰일 정도로 대중적이다.

2) 시치료의 방법

독서치료에서도 시를 치료에 사용하는데 이는 용도가 다르다. 즉 독서치료에서 사용하는 시는 심미성에 초점을 맞추는 것이 아니라 내담자의 내면의 세계를 표현하는 데 관심이 있다. 반면에 시치료에서 사용하는 시는 내담자의 가장 깊은 내면을 시의 형태로 표현하도록 도와서 카타르시스와 통찰이 일어나도록 하는 것이다. 시치료의 과정을 보면 시를 통해 내담자는 자신을 객관적으로 표현하고 그 속에서 자신을 돌아볼 수 있는 것이다.

시치료의 대상은 특별히 정해져 있지 않지만 외롭거나 대인관계가 제한되어 있는 환자에게 효과적이다. 특히 전에 시를 써봤거나 좋아했던 사람에게 더욱 적합하다. 그러나 자신의 생각이나 감정을 꺼내놓는 것을 좋아하지 않는 환자에게는 도움이 되지 않는다. 특히 기질성 정신장애 환자나 반사회적 인격장애 또 급성정신병 환자에겐 시치료를 적용시키지 않는 것이 좋다.

치료자는 환자 자신을 탐색하고 표현할 수 있는 시에 관심을 가지고 가능한 한 시의 특성이나 원리를 가장 효과적인 방법에 적용시키는 것이다. 시치료에 나오는 시는 문학적 작품성이 중요한 것이 아니라 감정표현이 잘 이루어졌는지를 판단하고, 감정공유가 잘 이루어지는지를 관찰하는 일이 중요하다. 시를 쓰든지, 잘 알려진 시를 읽든지, 치료시를 처방하든지 간에 환자로 하여금 그 자신을 더 잘 내보이도록 하는 데 중점을 둔다.

3) 시치료의 효과

· 시작품은 이미지(심상)나 느낌을 자극해서 감정을 불러일으키고 정서적으로 풍부하게 해준다.

· 시로 인해 일상생활 중의 작은 아름다움들을 느끼게 되어 드디어는 자기 자신을 제대로 인식함으로써 자기효능감을 증가시킨다.

· 시를 읽으면서 시에 대한 이해를 하다보면 자기 자신에 대한 이해가 증진되어 우울증에서 벗어날 수 있다.

· 시를 읽으면 시에 나오는 다양한 소재를 이해하는 이해심은 자신을 관대하게 만들고, 대인관계를 증진시킨다.

· 일상적으로 만날 수 있는 구체적인 대상들을 시작품에서 접하면서 구체적인 이미지와 정보를 현실에 적응하는 능력이 높아진다.

11. 치매예방을 위한 요리치료

1) 요리치료의 정의

요리치료(cooking therapy)는 개인이 가지고 있는 성격장애, 정신질환, 발달장애, 노인질환, 정신지체, 신체장애, 행동장애 등 다양한 정신적인 외상들이 요리활동을 통해 표현함으로써 개인이 지니고 있는 긴장과 불안을 해소하며, 개인이 가진 정신적이고 신체적인 문제를 극복하고 해결하는 데 도움을 주는 심리학의 치료방법 중 하나다.

2) 요리치료의 방법

요리를 통해 심리치료가 가능한 것은 요리를 하는 과정과 만들어진 요리가 우리 내면의 정신세계와 외면의 현실세계를 구체적으로 표현해주고, 또 그것을 먹을 수 있기 때문에 요리치료는 다른 어떤 치료에 비해 강력한 치료적 성격을 가지고 있다. 과거에는 먹고 살기 위한 생존적 차원의 요리였으나, 지금의 요리는 인생을 즐기기 위한 방편으로 여긴다. 따라서 요리는 그 자체로서만 해도 인간에게 영원히 흥미를 줄 수밖에 없는 것이며, 생존을 위해 누구도 빗겨나갈 수 없는 테마다. 요리는 누가 가르치지 않아도 기본적으로 습득하는 기능이기도 하고, 취미나 특기, 그리고 직업으로서도 각광받고 있는 분야이기도 하다.

결국 요리치료는 개인적으로 다들 흥미를 가지고 있기 때문에 즐거운 분위기에서 적극적으로 이루어진다는 것이 쉽게 접근할 수 있는 교육이자 치료이기도 하다. 요리치료를 통해 심리치료를 할 수 있는 이유는 요리는 인간의 생리적 욕구를 충족시키는 중요한 통로이며 생활의 한부분이기 때문이다. 더욱이 매일 먹는 요리재료들은 자신의 심상을 표현해놓은 것이기도 하다. 하지만 요리는 생명을 유지하기 위한 활동이기도 하지만 자신의 상상력과 경험을 바탕으로 이루어진다는 데서 다른 치료와 근본적으로 다르다고 할 수 있다.

요리치료 대상자는 성격장애, 정신질환, 발달장애, 노인질환, 정신지체, 신체장애, 행동장애 등의 다양한 정신적인 외상을 가진 사람들로 세분화할 수 있다. 연령층도 아동부터 노인까지 다양하기 때문에 대상자를 선정할 때는 누구를 대상으로 어떤 치료를 할 것인지를 먼저 결정해야 한다.

3) 요리치료의 진단

· 요리치료 활동을 하면서 대근육의 발달 정도와 근력상태를 진단할 수 있다.
· 요리치료를 통해 노인의 언어능력 수준을 진단할 수 있다.
· 요리치료를 통해 노인의 인지능력을 진단할 수 있다.
· 요리치료를 통해 노인의 사회적 능력을 진단할 수 있다.

· 요리치료를 통해 노인의 정서상태를 진단할 수 있다.
· 요리활동 자체가 진단의 대상이 될 수 있다.

4) 요리치료의 효과

요리치료에는 노인의 기쁨, 슬픔, 불안, 불안, 좌절, 공포, 분노 등 모든 감정이 표현되는데, 이러한 감정표출을 통해 노인의 정서 부적응이나 기타 문제행동이 자연스럽게 치료된다. 요리치료를 통해 노인의 문제행동을 치료할 수 있는 내용을 구체적으로 살펴보면 다음과 같다.

· 자신이 가진 문제의 불안과 긴장을 해소시킨다. 요리치료의 이론적 근거는 노인이 요리치료를 통해서 자연스럽게 자신의 심리적 문제를 표현한다는 데 있다. 즉 심리적으로 문제를 지닌 노인에게 요리치료를 시키면 노인은 스스로 자연스럽게 요리치료를 통해 자신의 문제를 표현하면서 문제의 불안과 긴장을 해소시킨다는 것이다.

· 자신이 가진 문제를 스스로 극복하게 해준다. 차츰 자신의 문제에 대한 통찰력을 갖는데, 이러한 통찰은 노인에게 좀 더 긍정적이고 적극적인 방향으로 문제에 대응하도록 이끌어줌으로써 결과적으로 문제를 스스로 극복하게 해준다. 예를 들어 자신감을 상실해서 무엇이든 자신이 없다고 생각하는 노인이 간단한 요리를 만들어냄으로써 자신감이 생겨 자신의 가치에 대한 새로운 생각으로 성공에 대한 강한 신념을 갖는 것이다.

· 정화를 해준다. 요리치료는 노인이 겪는 일상의 경험과 앞으로의 생활을 재구성함으로써 노인이 본래 가지고 있는 가장 자연스러운 자기치료의 수단이 된다. 예를 들면 편식이 심한 노인이 요리치료를 하면서 평소 자신이 싫어하던 음식에 대한 인식이 바뀌게 되는 것이다.

· 정서적으로 안정감을 갖는다. 요리치료는 재료를 가지고 조리법에 따라 요리를 만들기 때문에 일정한 시간이 소요된다. 따라서 인내력이 길러져 정서적 안정감을 유지할 수 있다.

· 신체기능을 회복시켜준다. 요리치료는 질병이나 장애, 혹은 노화로 손상된 개인의 정신건강과 신체건강을 복원시켜주고 향상시켜준다. 예를 들어 심한 우울증으로 대인관계를 유지하거나 집중력이 현저히 떨어져 직장생활을 제대로

수행할 수 없는 사람에게는 요리치료를 통해 이전의 기능으로 회복시켜주는 것이다. 또한 손을 잘 쓰지 못하는 사람에게는 요리를 통해 원래대로 신체기능을 치유하는 기능을 수행할 수 있다.

제5장

치매의 진단과 검사지

1. 치매선별용 한국형 간이정신상태검사

치매선별용 한국형 간이정신상태검사(SMMSE-DS; Short MMSE for Dementia Screening)는 국내에서 치매선별용 검사로서 가장 널리 이용되고 있는 검사도구로, 인지기능 저하가 의심되는 대상자를 선별할 때 사용한다. 치매선별용 한국형 간이정신상태검사는 원래 인지기능의 손상을 밝혀내고 측정하는 것을 목적으로 만든 간이정신상태검사(MMSE: Mini Mental State Examination)를 바탕으로 치매를 선별하기 위해 간단하게 만든 치매검사지다.

치매선별용 한국형 간이정신상태검사는 반드시 일대일로 해야 하며, 검사자가 피검자에게 직접 문제를 읽어주고 평가하는 방식으로 진행해야 한다. 검사지는 총 30문항으로 구성되어 있으며, 각 문항에 대해 응답하면 1점, 응답하지 못하면 0점을 부여하여 총점은 30점이다.

1) 판정 기준

총점은 성별, 연령, 교육 연수에 따라 아래와 같이 적용하는 기준이 다르다.

〈표 5-1〉 치매선별검사 결과 판정 기준

연령	성별	교육 연수(교육 정도)			
		0~3년	4~6년 (초졸)	7~12년 (중~고졸)	≥13년 (대학이상)
60~69세	남	20점	24점	25점	26점
	여	19점	23점	25점	26점
70~74세	남	21점	23점	25점	26점
	여	18점	21점	25점	26점
75~79세	남	20점	22점	25점	25점
	여	17점	21점	24점	26점
≥80세	남	18점	22점	24점	25점
	여	16점	20점	24점	25점

총점이 기준 점수를 초과할 시는 인지적 정상으로 판정하며, 기준 점수 이하 시 인지 저하로 평가한다. 인지 저하로 판명된 경우에는 정밀한 검사를 위해서 병·의원에 의뢰하는 것이 좋다.

〈표 5-2〉 치매선별검사 결과 판정 결과

구분	내용
인지적 정상	-총점이 판정 기준 점수를 초과한 것으로 치매 가능성이 낮다. -인지기능이 비교적 잘 유지되고 있으며 치매 가능성이 낮다. 그러나 이후 기억력이나 기타 지적 능력이 지금보다 좀 더 나빠지는 느낌이 있다면 다시 검사를 받아보도록 안내해야 한다.
인지 저하	-총점이 판정 기준 점수 이하인 경우로, 치매 가능성이 높다. -인지기능이 다른 분에 비해 저하되어 있으며 보건소 또는 치매검진전문기관에서 정밀검진을 받아보는 것이 필요하다.

2) 검사 시작 시 주의사항

검사를 효과적으로 하기 위해서는 먼저 검사를 시작하면서 '치매검사'라고 말하지 말고 "지금부터 000님의 기억력과 집중력을 알아보기 위해 몇 가지 질문을 드리겠습니다. 질문 중 몇 가지는 쉽지만 몇 가지는 어려울 수도 있습니다."라고 말해야 부정적인 생각을 갖기 않고 검사에 임할 수 있게 된다. 한 문항당 배점은 1점임을 알려주고, 피검자가 답변을 "모른다"라고 대답한 경우 틀렸다고 채점하지 말고 응답을 할 수 있도록 요구해야 한다.

검사를 하는 동안 검사자는 피검자가 스트레스 없이 검사를 마칠 수 있도록 격려하고, 잘 마치지 못할 경우 적절히 위로해주어야 한다. 또한 문제에 대한 답을 정확히 했을 때는 긍정적인 피드백을 해주어야 문제해결에 도움이 된다. 그리고 행동검사는 피검자의 반응은 반드시 그대로 기록해야 한다. 문제를 풀 때는 정답 여부를 알려줘서는 안 되며 채점된 점수는 피검자가 볼 수 없도록 해야 한다.

3) 검사 진행요령

-문항 1. 올해는 몇 년도 입니까?

· 해당 연도만 정답으로 하며 '병신년'은 오답으로 한다. 만약 피검자가 '병신년'이라고 한 것이 실제로 맞더라도 "숫자로 대답해보세요"라고 재질문하여 숫자로 연도를 대답하는 경우에만 정답으로 처리한다.

· 정확하게 4자리 숫자로 대답을 해야 정답으로 하며, 4자리 모두 답하지 못하는 경우에는 구체적으로 대답하도록 다시 질문한다. 만약 2018년을 '18년'이라고 대답하면 틀린 답이다.

-문항 2. 지금은 무슨 계절입니까?

· 3월 4월 5월을 봄, 6월 7월 8월을 여름, 9월 10월 11월을 가을, 12월 1월 2월을 겨울로 한다.

· ±2주의 간격 범위에서 앞으로 올 계절 또는 지나간 계절을 대답해도 정답으로 한다.

–문항 3. 오늘은 며칠입니까?

· 피검자가 음력으로 답하는 경우에도 달력을 찾아서 실제와 맞으면 정답으로 한다.

· 질문을 했을 때 피검자가 스스로 '0월 0일'이라고 날짜까지 대답한 경우에 5번 질문을 하지 않고 정답으로 인정한다.

· 몇 월을 숫자 대신 '정월' 혹은 '동짓달'로 대답해도 정답으로 한다.

· '15일인가 16일인가?'처럼 두 가지 답으로 고민할 때, 그중 정답이 있는 경우에는 반드시 "15일과 16일 둘 중에 어느 날인 것 같으세요?"라고 되물어 반드시 하나의 답을 선택하도록 한다.

–문항 4. 오늘은 무슨 요일입니까?

· 요일에 대한 개념을 도와줄 때는 '월요일~일요일'을 모두 보기로 들어주고 특정 요일만 언급하지 않아야 한다.

–문항 5. 지금은 몇 월입니까?

· 피검자가 음력을 사용하는 경우 실제와 맞으면 정답으로 한다.

· 숫자가 아니더라도 정월, 동짓달 등으로 대답하면 정답으로 간주한다.

–문항 6~8. 지리적 위치

· 검사를 시행하는 행정구역 순서에 따라 높은 행정구역부터 차례로 물어본다.

· 검사하는 장소가 '서울시 마포구 연희동 연세대학교 병원'이라면 6번 문제 '시', 7번 문제 '구', 8번 문제 '동'을 물어본다.

–문항 9. 층수

· 정확하게 답한 경우 정답으로 하며 두 개를 답한 경우 하나를 고르도록 한다.

–문항 10. 장소명

· 정확한 이름이 아니더라도 통상적으로 허용되는 부분적인 이름은 정답으로 한다.

–문항 11. 세 가지 물건 말해보기

· 반드시 '나무, 자동차, 모자' 세 단어를 한꺼번에 불러주고 따라하도록 해야 한다. 피검자가 '나무'하면 '나무'하고 단어 하나하나를 따라하는 경우가 많기 때문에 미리 지시할 때 '끝까지 듣고' 부분을 강조한다.

· 피검자가 세 단어를 모두 말하지 못하면, 문항 13의 기억 회상을 위해서 두 번 더 따라 말하게 한다.

· 점수 계산은 첫 응답으로만 정답을 평가하며, 성공적으로 대답한 단어 수를 채점한다. 두 번째부터 맞게 대답한 것은 채점하지 않는다.

–문항 12. 계산하기

· 100에서 7빼기를 5회에 걸쳐서 빼도록 하고 맞으면 정답으로 인정한다.

· 앞 숫자를 말해줘서는 안 된다.

· 틀릴 경우에는 다시 한 번 계산하도록 안내한다.

–문항 13. 기억회상

· 10번 문제에서 불러준 세 단어를 회상하는 것이며 성공적으로 회상한 단어 수로 채점한다. 이때는 힌트를 주어서는 안 된다.

–문항 14. 물건 이름 맞추기

· 시계를 준비해서 보여주고 이름이 무엇인가를 답하도록 한다.

· 연필이나 볼펜을 준비해서 보여주고 이름이 무엇인가를 답하도록 한다.

–문항 15. 어려운 말 따라하기

· 먼저 검사자가 '간장공장공장장'을 불러주고 따라하도록 한다. 미리 지시할 때 '끝까지 듣고' 하도록 강조한다.

· 단 1회만 알려주고 따라하게 한다.

–문항 16. 명령시행

· "한 번만 불러준다"는 내용을 강조하여 집중해서 듣도록 한다.

· 지시할 때 '오른손', '반', '무릎 위'를 강조하여 말해준다.

· 오른손을 사용할 수 없는 피검자에게는 '왼손'으로 바꿔 지시해준다.

· 듣지 못했다거나 기억이 나지 않는다고 해도 지시를 반복하면 안 된다.

· 피검자의 오른손을 보지 않고 지시하며, 지시가 다 끝난 다음에 종이를 건네주어야 한다.

· 각 단계마다 바르게 수행하면 1점씩 채점한다.

· 종이를 건네줄 때에는 책상 위에 놓지 말고 한 손으로 건네준다.

· 반으로 한 번 접은 것만을 정답으로 하며, 대각선으로 접거나 모퉁이만 접는 경우에는 틀린 것으로 한다.

· A4용지 같은 직사각형 종이를 별도로 준비하여 사용해야 한다.

–문항 17. 그림 그리기

· 겹친 오각형 그림을 보여주며, 검사지에 그대로 그려보도록 한다.

· 같게 그리면 1점을, 다르게 그리면 틀린 것으로 한다.

–문항 18. 이유 대기

· "옷은 왜 빨아서 입습니까?"라고 묻는다.

· '깨끗하게', '더러워서'와 비슷하게 대답하면 정답으로 인정한다.

– 문항 19. 속담 말하기

· 티끌 모아 태산이 무슨 뜻인지 물어본다.

· 정확하게 뜻이 설명되면 1점, 틀리면 0점으로 한다.

치매선별용 한국형 간이정신상태검사(SMMSE-DS)

성 명		출생연도		성별	남/여	교육연수	년
검사일		총 점		판 정		정상 / 저하	

1.	올해는 몇 년도 입니까?		0	1
2.	지금은 무슨 계절입니까?		0	1
3.	오늘은 며칠입니까?		0	1
4.	오늘은 무슨 요일입니까?		0	1
5.	지금은 몇 월입니까?		0	1
6.	우리가 있는 이곳은 무슨 도/특별시/광역시입니까?		0	1
7.	여기는 무슨 시/군/구입니까?		0	1
8.	여기는 무슨 구/동/읍/면입니까?		0	1
9.	우리는 지금 이 건물의 몇 층에 있습니까?		0	1
10.	이 장소의 이름이 무엇입니까?		0	1
11.	제가 세 가지 물건의 이름을 말씀드리겠습니다. 끝까지 다 들으신 다음에 세 가지 물건의 이름을 모두 말씀해보십시오. 그리고 몇 분 후에는 그 세 가지 물건의 이름들을 다시 물어볼 것이니 들으신 물건의 이름을 잘 기억하고 계십시오. 이제 000님께서 방금 들으신 3가지 물건 이름을 모두 말씀해 보세요.			
	나무		0	1
	자동차		0	1
	모자		0	1
12.	100에서 7을 빼면 얼마가 됩니까?	100	0	1
	거기에서 7을 빼면 얼마가 됩니까?	93	0	1
	거기에서 7을 빼면 얼마가 됩니까?	86	0	1
	거기에서 7을 빼면 얼마가 됩니까?	79	0	1
	거기에서 7을 빼면 얼마가 됩니까?	72	0	1
13.	조금 전에 제가 기억하라고 말씀드렸던 세 가지 물건의 이름이 무엇인지 말씀하여주십시오.			
	나무		0	1

	자동차	0	1
	모자	0	1
14.	(실제 시계를 보여주며) 이것을 무엇이라고 합니까?	0	1
	(실제 연필이나 볼펜을 보여주며) 이것을 무엇이라고 합니까?	0	1
15.	제가 하는 말을 끝까지 듣고 따라해보십시오. 한 번만 말씀드릴 것이니 잘 듣고 따라하십시오.		
	간장공장 공장장은 강공장장	0	1
16.	지금부터 제가 말씀드리는 대로 해보십시오. 한 번만 말씀드릴 것이니 잘 들으시고 그대로 해보십시오. 제가 종이를 한 장 드릴 것입니다. 그러면 그 종이를 오른손으로 받아, 반으로 접은 다음, 무릎 위에 올려놓으십시오.		
	오른손으로 접는다.	0	1
	반으로 접는다.	0	1
	무릎 위에 놓는다.	0	1
17.	(겹친 오각형 그림을 가리키며) 여기에 오각형이 겹쳐져 있는 그림이 있습니다. 이 그림을 아래 빈 곳에 그대로 그려보십시오. 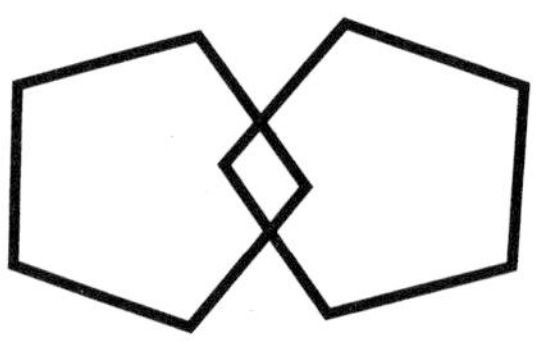	0	1
18.	옷은 왜 빨아서 입습니까? 더러워서	0	1
19.	'티끌 모아 태산'은 무슨 뜻 입니까? 재산을 모은다.	0	1
	총 점		/30

2. 한국형 간이노인우울증검사

한국형 간이노인우울증검사(SGDS-K; Short Geriatric Depression Scale-Korea Version)는 노인층에서 나타나는 우울증상을 선별하고 측정하는 데 유용하다. 노인 우울증검사는 원래 간이노인우울증검사(SGDS; Shot Geriatric Depression Scale)를 조맹제 외(1999)가 번역하여 신뢰도와 타당도를 검증하여 한국형 간이노인 우울증검사(SGDS-K)를 만들었다.

한국형 간이노인우울증검사는 우울 정도를 측정하기 위한 척도로, 살면서 주로 느끼는 감정에 대한 사고, 정서, 인지, 신체, 사회적 측면을 골고루 반영하였고, 문화적 차이를 고려하여 우리나라 노인의 양상에 맞게 수정된 검사다. 특징은 우울증의 신체증상을 묻는 문항은 포함되어 있지 않다.

한국형 노인우울증검사는 긍정적 문항(14개)과 부정적 문항(16개) 등 총 30개의 문항으로 구성되어 있으며, 간이형은 15개의 문항으로 구성하여 한국형 간이노인 우울증검사라고 한다.

한국형 간이노인우울증검사는 자기가 직접 검사지를 보고 답을 하는 형식으로 되어 있으며, '예'와 '아니오'로 응답하는 양분척도로 되어 있다. 총점의 범위는 한국형 노인우울증검사(GDS)는 0점에서 30점까지이며, 한국형 간이노인우울증검사(SGDS-K)의 경우 0점에서 15점으로 되어 있다. 한국형 노인우울증검사 각 문항에 대해 우울증 응답에는 1점, 비우울증 응답에는 0점을 주며, 최종점수는 우울증 응답의 합계이다.

한국형 간이노인우울증검사는 총 15문항으로 각 1점씩 총 15점으로 계산한다. 채점방식은 1번, 5번, 7번, 11번, 13번 문항은 역환산 문항으로 '아니오'에 표시한 것이 1점으로 채점된다. 편의상 검사지 자체에 연한 회색으로 채워진 칸을 1점으로 보면 된다. 총점 5점 이하는 정상집단이고, 6~9점은 중증도의 우울증을 가지고 있는 집단군이고, 10점 이상인 경우에는 우울증 고위험군에 해당하므로 전문가의 상담이 필요하다.

한국형 간이노인우울증검사(SGDS-K)

성 명		출생 연도		성별	남/여	검사일	20 년 월 일
검사자		총 점		판 정		정상 / 저하	

아래는 지난 1주일 동안 어르신의 기분을 알아보기 위한 질문입니다.
질문을 잘 읽으시고 그렇다면 '예', 그렇지 않다면 '아니오'에 ○표 하십시오.
대답하기 어려운 질문이라도 현재 ○○○님의 상태에 조금이라도 더 가까운 쪽을 '예' 또는 '아니오'로 답해주셔야 합니다.

항 목	예	아니오
1. 삶에 대해 대체로 만족하십니까?		
2. 최근에는 활동이나 관심거리가 줄었습니까?		
3. 삶이 공허하다고 느끼십니까?		
4. 자주 싫증을 느끼십니까?		
5. 기분 좋게 사시는 편입니까?		
6. 좋지 않은 일이 닥쳐올까 봐 두렵습니까?		
7. 대체로 행복하다고 느끼십니까?		
8. 자주 무기력함을 느끼십니까?		
9. 외출하기보다는 집안에 있기를 좋아하십니까?		
10. 다른 사람들보다 기억력이 더 떨어진다고 느끼십니까?		
11. 살아있다는 사실이 기쁘십니까?		
12. 본인의 삶의 가치가 없다고 느끼십니까?		
13. 생활에 활력이 넘치십니까?		
14. 본인의 현실이 절망적이라고 느끼십니까?		
15. 다른 사람들이 대체로 본인보다 더 낫다고 느끼십니까?		

3. 주관적 기억력 평가 문항

주관적 기억력 평가 문항(SMCQ; Subjective Memory Complaints Questionnaire)은 대상자가 주관적으로 경험하는 기억 장애의 심각도를 평가하는 설문이다. 환자 본인이 직접 작성하는 14문항짜리 설문지다. 주관적 기억력 평가 문항 중 6개 이상이 '예'에 해당되면 '경도인지장애'가 의심되므로 병원이나 가까운 보건소, 치매지원센터를 방문하여 정확한 검진을 받은 것이 필요하다.

주관적 기억력 평가 문항(SMCQ)

성 명		출생연도		성별	남/여	검사일	20 년 월 일
검사자		총 점		판 정			

아래는 기억력을 알아보기 위한 질문입니다.
질문을 잘 읽으시고 그렇다면 '예', 그렇지 않다면 '아니오'에 ○표 하십시오.
대답하기 어려운 질문이라도 현재 ○○○님의 상태에 조금이라도 더 가까운 쪽을 '예' 또는 '아니오'로 답해주셔야 합니다.

항　　　목	예 (1점)	아니오 (0점)
1. 자신의 기억력에 문제가 있다고 생각하십니까?		
2. 자신의 기억력이 10년 전보다 나빠졌다고 생각하십니까?		
3. 자신의 기억력이 같은 또래의 다른 사람들에 비해 나쁘다고 생각하십니까?		
4. 기억력 저하로 인해 일상생활에 불편을 느끼십니까?		
5. 최근에 일어난 일을 기억하는 것이 어렵습니까?		
6. 며칠 전에 나눈 대화 내용을 기억하기 어렵습니까?		
7. 며칠 전에 만난 사람을 기억하기 어렵습니까?		
8. 친한 사람의 이름을 기억하기 어렵습니까?		
9. 물건 둔 곳을 기억하기 어렵습니까?		
10. 이전에 비해 물건을 자주 잃어버립니까?		
11. 집 근처에서 길을 잃은 적이 있습니까?		
12. 가게에서 두세 가지 물건을 사려고 할 때 물건이름을 기억하기 어렵습니까?		
13. 가스불이나 전깃불 끄는 것을 기억하기 어렵습니까?		
14. 자주 사용하는 전화번호(자신 혹은 자녀의 집)를 기억하기 어렵습니까?		
# 6점 이상시 치매 또는 경도인지장애 의심. 총점 :		

제6장

치매예방을 위한 운동요법

1. 운동요법

1) 운동요법의 정의

운동요법이란 신체의 운동을 통하여 질병이나 그 후유증을 치료하는 방법을 말한다. 노인에게 운동요법은 신체의 구조 및 기능의 저하를 예방하고, 질병이나 손상된 기능을 회복 또는 개선하는 데 도움이 되는 것으로 알려져 있다. 운동은 치매예방을 위해 매우 중요한 신체활동으로 부각되고 있지만 어떤 운동을 얼마나 해야 하는지에 대해서는 아직 분명하지 않다. 다만 노년기에 접어들면서 부담 없이 일상생활에서 손쉽게 할 수 있는 운동이 있다면 비단 치매뿐 아니라 고혈압, 당뇨병, 낙상 등 노년기 질병이나 사고예방에도 크게 도움이 될 것이다.

2) 운동의 효과

· 운동은 자발적 참여 향상과 협동정신 향상, 친교 도모의 효과를 가지며 심신의 피로 및 휴양에 효과적이다.

· 스트레스 해소와 단조로운 생활에서 해방시키고 자기 표현력 및 자신감 향상, 심리적 안정을 시키는 등의 건전한 여가선용을 가능하게 해주고 소외와 고독에서 해방시켜준다.

· 신체적 건강을 증진시키고(순발력, 지구력, 근력, 협응력, 평형감각 등), 창의력, 집중력, 기억력, 시공간지각능력, 청력, 시력 등을 향상시킨다.

· 노인이 6개월간 규칙적 운동을 한 결과 심폐기능 향상, 인지기능의 손상 및 치매발병률이 낮아지고, 혈압·당뇨·고지혈증 등의 만성질환들이 치료 또는 예방되었다.

· 매일 20~30분의 규칙적인 운동은 인지기능 감소를 지연시킬 뿐 아니라 인지장애의 치매의 진행과정 또한 늦추는 효과가 있다.

· 유산소운동의 경우 노인환자의 우울 증세가 호전되었으며, 근력운동을 통한 근력도 향상되었다.

· 운동은 노인의 뇌혈관의 손상의 위험, 인지손상과 치매위험을 감소시키고, 심

혈관 기능을 개선시키고 뇌 혈류량을 증가시켜 전두엽의 위축 및 퇴화로 인한 인지기능 장애를 예방한다. 즉 운동이 뇌혈류량을 증가시키고, 뇌의 위축을 억제, 치매를 예방 또는 치매 발생을 지연시키는 효과가 있는 것으로 보고되었다.

2. 노인에게 필요한 체력

치매를 예방하기 위해서 필요한 노인의 체력에는 근력, 지구력, 우연성, 순발력, 민첩성, 평형성 등이 있다.

1) 근력

근력이란 근육이 한 번에 최대로 낼 수 있는 힘을 말한다. 힘을 기른다는 것은 근력을 향상시킨다는 것을 의미한다. 노인에게서 근력은 일상생활에서 전반적인 신체활동을 자유롭게 할 수 있게 해주고, 각종 질병에 대한 저항력을 키워주어 건강하고 활기찬 생활을 할 수 있도록 해준다. 근력을 높이기 위해서는 기어가기, 버티기, 밀기, 끌기, 걷기, 뛰기, 밀기, 당기기, 무릎 들어올리기, 계단 오르기, 팔굽혀펴기, 장애물넘기 등이 효과적이다.

2) 지구력

운동을 지속하는 지구력에는 근지구력과 전신지구력이 있다. 근지구력은 저항에 대하여 반복하여 힘을 내거나 수축을 지속적으로 할 수 있는 능력을 말하며, 전신지구력은 격렬한 전신운동을 장시간 계속하는 능력을 말한다. 전신운동을 장시간 계속할 경우 에너지는 주로 유산소적 방법에 의해 공급되므로 전신지구력에는 유산소 능력이 특히 중요하다. 급격한 운동이나 부하가 강한 운동을 장시간 계속하면 운동 직후의 심박수가 안정 시의 심박수보다도 오히려 감소하기 때문에 무리하지 않도록 주의해야 한다. 지구력을 높이기 위해서는 매달리기, 턱걸이, 밀기, 끌기, 버티기, 오래 걷기, 계단 오르기, 놀이, 율동, 수영 등이 효과적이다.

3) 유연성

유연성이란 몸의 균형을 잡거나 바른 자세를 취할 때뿐만 아니라 운동을 수행하는 데 크게 작용하는 체력요소를 말한다. 유연성은 몸을 비틀고, 굽히고, 돌리고, 숙이고 근육을 부드럽고 효율적으로 움직이는 데 필수적이다. 유연성이 생기면 근육에 탄력이 생기며, 관절의 가동범위가 확대되어 할 수 있는 운동이 증가한다. 유연성을 높이기 위해서는 의자에 앉아 다리 올리기, 의자 잡고 상체 굽히기, 팔굽혀펴기, 벽 잡고 다리 굽히기, 몸을 앞·뒤·옆으로 굽히기, 몸을 흔들거나 비틀기, 체조, 다리 벌리기 등이 효과적이다.

4) 순발력

순발력이란 근력을 단시간에 최고로 발휘하는 능력이다. 순발력은 근력, 근지구력과 함께 운동수행에 관여하는 중요한 근기능이다. 순발력을 높이기 위해서는 지그재그 걷기, 늘어올리기, 장애물넘기, 줄넘기, 몸 평형잡기, 공 던지기, 게이트볼 등이 효과적이다.

5) 민첩성

민첩성이란 신체의 일부 또는 전체를 신속하게 움직이든가 방향을 바꾸는 능력을 말한다. 노인기는 민첩성이 떨어지는 시기로 자신의 몸을 신속하고 능률적으로 통제할 수 있는 능력을 갖게 된다. 민첩성을 높이기 위해서는 작은 출입구 빠져나가기, 발을 재빨리 차올리기, 제기차기, 신속히 눕고 일어서기, 지그재그 걷기, 게이트볼 등이 효과적이다.

6) 평형성

평형성이란 신체의 균형을 유지하는 능력을 말한다. 평형감각을 발달시킴으로써 바르고 좋은 자세를 유지시킬 수 있으며 안정된 동작으로 운동에 참여할 수 있다. 평형성은 달리기, 뛰기, 오르기 등의 운동을 안전하게 하고, 좁은 곳에서 걷기, 한 발로 걷기 등을 통해 신체의 균형을 갖게 한다. 평형성을 높이기 위해서는 평균대 걷기, 긴 줄걷기, 한발로 서기, 징검다리 걷기 등이 효과적이다.

3. 치매예방에 좋은 유산소운동

치매를 치료하는 데 가장 좋은 운동은 유산소운동이다. 유산소운동이란 운동을 하면서 숨이 차 지 않으며 큰 힘을 들이지 않고도 할 수 있는 운동을 말한다. 반면 무산소운동은 강도가 높아 장시간 할 수 없기 때문에 노인에게는 별 도움이 되지 않는다. 특히 치매에 걸린 노인에게 격한 무산소운동을 시키면 힘들기 때문에 운동을 싫어하게 되고 오히려 치매예방에 역효과를 낼 수 있다.

〈표 6-1〉 일상생활에서 할 수 있는 유산소운동과 열량 소모량

운 동	kcal/kg/min	운 동	kcal/kg/min
자전거타기(천천히)	0.042	노래부르기	0.013
청소	0.030	앉아있기	0.007
요리	0.015	탁구	0.073
춤(빠른 속도)	0.148	피아노연습	0.018
춤(느린 속도)	0.050	달리기(보통 속도)	0.173
식사	0.007	서있기(편한 상태)	0.057
장보기	0.040	걷기(빠른 속도)	0.034
골프	0.065	수영(보통 속도)	0.132
체조나 스트레칭	0.046	계단 내려가기	0.012
걷기(보통속도)	0.039	계단 오르기	0.036
빨래(가벼운 세탁물)	0.022		

출처: 전도근(2017). 아동비만 119. 책과 상상

유산소운동은 몸 안에 최대한 많은 양의 산소를 공급시킴으로써 심장과 폐의 기능을 향상시키고, 특히 혈관조직을 강하게 만드는 혈관성치매의 예방에 효과가 있다. 또한 유산소운동은 운동 중에 필요한 에너지를 유산소적인 대사과정을 통해 생성하여 오랜 시간 운동을 지속할 수 있기 때문에 치매예방에 효과적이다. 특히 유산소운동을 오랜 동안 규칙적으로 실시하면 운동 부족과 관련이 높은 고혈압, 동맥경화, 고지혈증, 허혈성 심장질환, 당뇨병 같은 성인병을 적절히 예방할 수 있을 뿐만 아니라 치매예방과 노화현상을 지연시킬 수 있다.

유산소운동에는 걷기, 조깅, 달리기, 자전거타기, 수영, 게이트볼, 에어로빅 등이 있다. 이처럼 운동의 형태를 갖춘 것도 있지만 일상생활 속에서도 유산소운동을 할 수 있다. 예를 들면 노인에게 가까운 거리는 걷게 하고 승강기 대신 계단을 천천히 오르기, 자주 밖으로 나가 산책하기, 체조나 가사노동을 하면 좋다.

각종 활동에 대한 열량소모량을 보면 일상생활 속에서 이루어지는 활동보다 운동을 통해서 열량 소모량이 커지는 것을 알 수 있다.

4. 치매예방에 좋은 스트레칭

스트레칭은 관절의 가동범위를 향상시키는 데 도움이 된다. 스트레칭은 통증이 생길 정도로 심해서는 안 된다. 적어도 주 3회 실시하고 유산소운동 전후의 준비운동과 정리운동에 포함시키면 효과적이다. 스트레칭으로 하루 100kca를l 소모시키려면 30분을 해야 한다. 걷기나 계단 오르기로 생길 수 있는 근골격계 상해는 다리 근육과 대퇴부위를 스트레칭을 함으로써 방지할 수 있으며 근신경계 긴장을 완화시키기 위해 정적인 스트레칭 운동을 하는 것이 많은 도움을 준다.

1) 누워서 하는 스트레칭

· 누운 상태에서 다리를 대(大)자로 편다. 양팔은 깍지 낀 채 위로 올리고 쭉

펴며 힘을 주어 10초간 유지한다.

· 누운 상태에서 양팔을 수평으로 벌린다. 오른쪽 다리를 90도 각도로 유지한 후 왼쪽으로 몸을 틀어준다. 얼굴은 오른쪽을 바라보고 10초간 유지한다. 반대쪽 다리도 같은 방법으로 시행한 후 10초간 유지한다.

· 엎드린 자세에서 상체를 위로 들어올린다. 얼굴은 위를 향하고 약 10초간 유지한다.

2) 앉아서 하는 스트레칭

· 양반다리로 앉은 후 허리를 세우고 상체와 얼굴이 일직선이 되게 하여 오른쪽으로 돌린다. 약 10초간 유지한 후 같은 방법으로 왼쪽으로 돌리며 10초간 유지한다.

· 양다리를 앞으로 쭉 펴고 천천히 상체를 앞으로 숙여 양손을 발끝으로 가져간다. 약 10초간 유지한 후 다시 천천히 올라온다.

· 양다리를 최대한 벌리고 발가락 끝에 힘을 준다. 양팔을 나란히 펴고 왼쪽 팔을 머리 위로 오른쪽 팔은 왼쪽 옆구리를 향한다. 약 10초간 유지한 후 같은 방법으로 오른쪽 팔을 머리 위로 왼쪽 팔은 오른쪽 옆구리로 향하고 10초간 유지한다.

3) 서서하는 스트레칭

· 다리는 어깨넓이로 벌리고 양쪽 팔을 위로 올린 후 두 팔을 깍지 낀 상태로 힘을 준다. 두 손을 깍지 낀 채 오른쪽으로 향하고 약 10초간 유지한 후 다시 왼쪽으로 향해 10초간 유지한다.

· 양쪽 다리를 어깨보다 넓게 벌리고 무릎을 구부린다. 양손을 양쪽 무릎 위에 올려놓고 앉은 자세를 취한다. 오른쪽 무릎 안쪽을 바깥으로 밀면서 오른쪽 어깨 쪽으로 고개를 돌리고 10초간 유지한다. 같은 방법으로 왼쪽 무릎 안쪽을 바깥으로 밀면서 왼쪽 어깨 쪽으로 고개를 돌리고 10초간 유지한다.

· 다리를 어깨 넓이로 벌리고 양 팔을 등 뒤로 가져가 깍지를 낀다. 시선을 위로 향한 채 가슴을 펴고 양팔을 뒤로 깍지 낀 채 들어올린다. 약 10초간 유지한다.

5. 치매예방을 위한 효과적인 운동

노인을 위한 적당한 운동으로는 스트레칭, 걷기, 체조, 자전거 타기, 게이트볼, 수영 등이 흔히 권장되며, 이러한 운동을 통해서 노인에게 필요한 기초체력인 근력, 지구력, 유연성, 순발력, 민첩성, 평형성 등을 기르도록 해야 한다. 그러나 무엇보다 중요한 것은 노인이 지속적으로 재미있게 운동에 참여하게 하는 것이 좋다. 따라서 노인을 위한 운동은 재미도 있어야 하며, 기초체력을 높이는 유산소운동이어야 한다.

유산소운동이 아무리 노인에게 좋다고 해서 무조건적으로 시켜서는 노인이 꾸준히 운동을 지속하기는 어렵다. 따라서 유산소운동을 꾸준히 실행하도록 하려면 노인이 좋아하는 운동을 선택하여 노인 스스로 목표 시간을 정하여 실행하는 것이 좋다. 따라서 노인이 지속적으로 운동을 하게 하려면 스스로 운동을 즐길 수 있도록 해야 한다.

치매예방을 위한 운동요법에는 쉽게 할 수 있는 운동으로 집이나 경노당에서 단순하고 쉬운 수준에서 할 수 있어야 한다. 그리고 상체운동보다는 전신운동 또는 하체운동을 주로 하는 운동이 좋다. 적당한 운동으로 빨리 걷기, 줄넘기, 자전거 타기, 수영, 에어로빅, 훌라후프 등을 권하며, 무릎 관절이나 허리에 무리가 있는 사람은 수영을 권한다. 각 운동에 대한 장단점을 보면 다음과 같다.

1) 걷기

걷기는 가장 강도가 낮으면서 대표적인 손쉬운 운동이고 언제 이디서나 혼자 할 수 있는 경제적인 운동이다. 만보기를 이용해 걷기운동을 하면 효율적인 체력관리에 도움이 된다. 걷기는 처음에는 천천히 시작하여 어느 정도 익숙해지면 속도를 빨리하여 땀이 날 정도로 걷는 것이 좋다. 걷기로 치매를 예방하기 위해서는 하루 1시간 정도는 걸어야 하며, 운동량을 걸음수로 환산하면 약 5000걸음에 해당한다.

2) 줄넘기

줄넘기의 장점은 운동량이 풍부하고 열량 소비가 많으며, 균형 잡힌 몸매와 건강미를 얻을 수 있다. 줄넘기는 칼로리 소모가 많은 운동으로, 건강관리가 잘된 노인에게는 도움이 되지만 건강관리가 안 된 노인에게 체중으로 관절에 부담을 줄 수 있다. 줄넘기로 운동효과를 보려면 처음에는 천천히 하다가 어느 정도 익숙해지면 빠르게 땀이 날 때까지 해야 한다. 줄넘기로 하루 100kcal를 소모시키려면 15분을 해야 한다.

3) 자전거 타기

자전거 타기는 대부분 지면에서 수행하는 다른 운동에 비해 체중의 무게를 최소화하기 때문에 무릎이나 관절에 부담을 주지 않는다. 또한 운동의 강도나 시간을 원하는 상태로 쉽게 조절할 수 있고, 실내에서 타는 자전거는 궂은 날씨에도 운동을 할 수 있는 이점이 있다. 자전거 타기도 처음에는 천천히 시작했다가 속도를 내서 땀을 흘릴 때까지 타야 효과가 있다. 자전거 타기로 하루 100kcal를 소모시키려면 30분을 타야 한다.

4) 수영과 수중운동

수영과 수중운동은 걷기보다 열량을 많이 소비하는 운동이지만 부력효과로 지상에서의 운동에 비해 체중 부하로 오는 관절의 부담을 적게 받는다. 근육과 심장에 좋으며, 폐 기능을 증진시킨다. 수영으로 하루 100kcal를 소모시키려면 15분을 수영해야 한다.

5) 에어로빅

기초체력 단련을 위한 동작에 춤과 음악을 곁들인 에어로빅은 심장을 강화하고 체중 감량과 근육 강화 등의 효과가 있고, 특히 복부, 엉덩이, 대퇴부위의 군살을 빼고 탄력 있고 윤기 있는 근육으로 만드는 데 적합한 운동이다. 에어로빅을 전문적으로 배우려면 피트니스센터에서 하는 것이 좋으나, 집에서 좋아하는 음악에 맞추어 막춤을 추어도 좋다. 에어로빅으로 하루 100kcal를 소모시키려면 25분을 운동해야 한다.

6) 훌라후프

훌라후프는 지름 1미터의 플라스틱제 원 안에 들어가 몸을 흔들어 그 후프가 땅에 떨어지지 않고 계속 돌게 하는 운동이다. 훌라는 하와이의 훌라춤, 후프는 테를 뜻하며, 1960년을 전후하여 세계적으로 크게 유행했다. 훌라후프로 하루에 30분씩 하면 100cal를 소모할 수 있다. 훌라후프를 이용해서 할 수 있는 운동이 있는데 다음과 같다.

· 훌라후프를 앞으로 던질 때 되돌아올 수 있도록 역회전시켜 다시 되돌아오는 훌라후프를 잡을 수 있다.

· 온 몸을 이용해 돌린다(목, 팔, 허리, 무릎, 발목으로 돌리기).

· 돌리면서 박수치기, 앉았다 일어나기, 춤추며 이동하기를 할 수 있다.

· 훌라후프 위로 던진 후 받는다.

· 훌라후프를 이용해 스트레칭을 한다.

6. 치매예방에 좋은 유연성 운동

1) 의자에 앉아 다리 올리기

의자에 앉아 다리 올리기는 평소에 잘 쓰지 않는 허벅지 뒤 근육의 유연성을 높이는 운동인데 그 방법은 다음과 같다.

· 의자에 앉아 한 쪽 다리를 뻗고 앉고 다른 쪽 다리는 내려놓는다.

· 등을 쭉 편다.

· 이때 허벅지 뒷부분에 스트레칭 되는 느낌이 있으면 10~30초를 유지한다.

· 스트레칭 되는 느낌이 없으면, 엉덩이관절 부분을 앞으로 숙여서 스트레칭 되는 각도를 유지한다. 이때 허리 및 등과 어깨 등은 곧게 편다.

· 10~30초간 유지한다.

· 다리를 바꾸어 반대쪽 다리를 쭉 뻗고, 다른 쪽 다리는 내려놓는다.

· 각각의 다리를 3~5회 시행한다.

주의) 고관절 수술을 시행한 사람은 의사의 허락이 없을 시 생략한다.

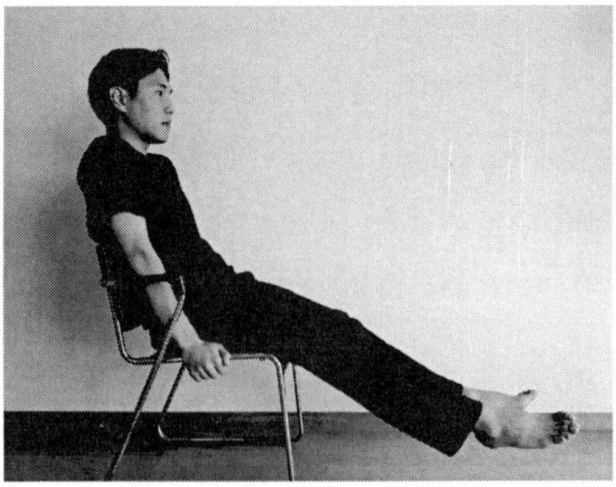

[그림 6-1] 의자에 앉아 다리 올리기

2) 의자 잡고 상체 굽히기

의자 잡고 상체 굽히기는 평소에 잘 쓰지 않는 허벅지 뒤 근육의 유연성을 높이는 운동인데, 그 방법은 다음과 같다.

· 의자 뒤에 서서 양손으로 의자를 잡는다.

· 엉덩이 관절 부분을 앞으로 숙여서 스트레칭 되면 그 각도를 유지한다. 이때 허리, 등, 어깨는 곧게 편다.

· 10~30초간 유지한다.

· 3~5회 시행한다.

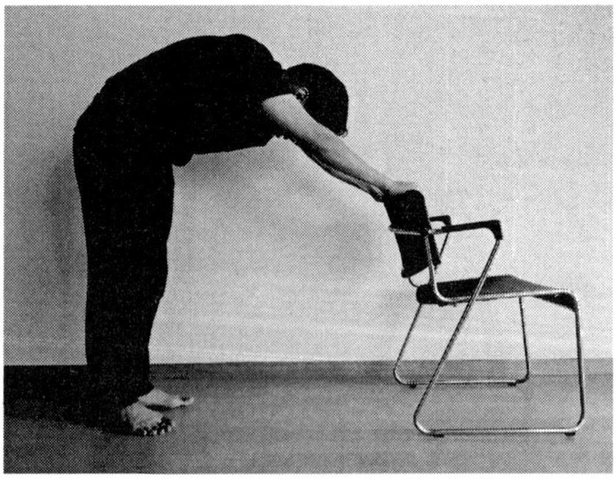

[그림 6-2] 의자 잡고 상체 굽히기

3) 벽 잡고 다리 굽히기

벽 잡고 다리 굽히기는 평소에 잘 쓰지 않는 종아리 근육의 유연성을 높이는 운동인데, 그 방법은 다음과 같다.

- 양팔을 쭉 펴서 벽을 양손으로 집고 선다.
- 한쪽 무릎을 살짝 구부리고 반대편 발을 약간 뒤로 하여 쭉 편다.
- 종아리 뒤쪽에 스트레칭 되는 느낌이 들 때까지 발을 뒤로 뺀다.
- 10-30초간 유지한다.
- 폈던 다리를 구부리고 10~30초간 유지한다.
- 반대편 다리를 시행한다.
- 각각 다리마다 3~5회 시행한다.

4) 직선과 지그재그 걷기

- 테이프를 바닥에 직선으로 붙인다.
- 테이프 위를 최대한 똑바로 걷는다.
- 선을 밟지 말고 테이프의 오른쪽에는 왼발로 내딛고, 테이프의 왼쪽에는 오른발을 내딛는다.
- 걷기를 지속적으로 한다.

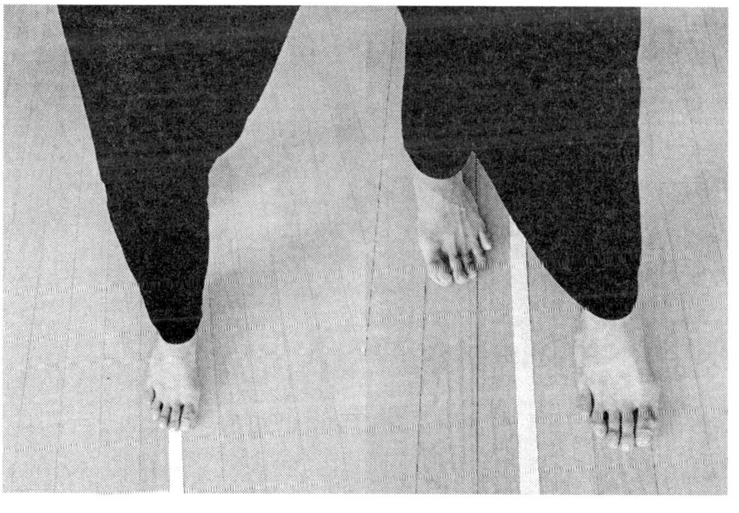

[그림 6-3] 직선 걷기 [그림 6-4] 지그재그 걷기

7. 근력 강화를 위한 아령운동

아령운동은 집에서 개인적으로 TV를 보거나 인터넷을 하면서 쉽게 할 수 있는 운동이다. 처음에는 가벼운 아령으로 시작해서 점차 무거운 것으로 한다. 아령운동은 일주일에 최소 3~4일 이상 3개월 정도는 꾸준히 운동해야 효과적이다. 아령을 하루에 1시간씩 하면 34kcal를 소모할 수 있다. 아령운동을 일주일 동안 지속하려면 다음과 같이 한다.

1) 월요일: 오므렸다 펴기

· 등은 곧게 펴고 다리를 어깨넓이로 벌리고 선다.
· 앞의 자세에서 무릎을 약간 구부리고 두 팔을 양쪽으로 천천히 벌린다.
· 아령을 든 양손을 동시에 어깨 높이로 들어 팔을 안쪽으로 오므렸다 폈다 10회 반복한다.

2) 화요일: 아령 들고 옆구리 운동하기

· 등은 곧게 펴고 다리를 어깨 넓이로 벌리고 선다.
· 한 손에 아령을 쥐고 다른 한 손은 머리 뒤쪽에 올린다.
· 아령을 든 손을 밑으로 내리고 상체를 옆으로 최대한 구부린다.
· 반대쪽 손을 바꾸어 같은 방법으로 10회 반복한다.

3) 수요일: 앉았다 일어나기

· 등을 곧게 펴고 다리를 어깨넓이로 벌리고 선다.
· 무릎을 약간 구부리고 아령을 든 두 팔은 앞으로 나란히 한다.
· 팔에 힘을 주고 앉았다 일어났다 10회 반복한다.

4) 목요일: 팔 모았다 벌리기

· 등을 곧게 펴고 다리를 어깨넓이로 벌리고 선다.

· 무릎을 약간 구부리고 아령을 든 팔을 몸 앞으로 모은다.
· 모았다 다시 두 팔을 크게 벌리는 동작을 10회 반복한다.

5) 금요일: 팔 바깥으로 뻗어 올렸다 내리기

· 등을 곧게 편 자세로 다리를 어깨넓이로 벌린다.
· 무릎을 약간 구부리고 상체를 앞으로 구부린다.
· 한 손은 무릎위에 대고 다른 한 손으로 아령을 든다.
· 아령을 든 팔을 바깥으로 뻗어올린다. 고개도 아령을 든 손끝을 향한다.
· 천천히 다시 앞으로 아령을 든 손을 가져온다.
· 반대쪽 팔로 이 동작을 시행하고 각각 10회 반복한다.

6) 토요일: 두 손 앞으로 뻗어 올리고 내리기

· 등을 곧게 편 자세로 다리를 어깨넓이로 벌린다.
· 무릎을 꺾은 자세로 양손으로 한 개의 아령을 잡고 앞으로 쭉 뻗는다.
· 두 팔을 뻗은 채 머리 위로 향한다.
· 천천히 발끝까지 아령을 든 두 손을 내린다. 이 동작을 10회 반복한다.

7) 일요일: 머리 뒤로 팔 굽혔다 위로 뻗어 올리기

· 등을 곧게 편 자세로 다리를 어깨넓이로 벌린다.
· 무릎을 꺾은 자세로 양손으로 한 개의 아령을 잡고 앞으로 쭉 뻗는다.
· 머리 뒤쪽 아령의 끝이 등에 닿을 정도로 팔을 굽힌다.
· 다시 아령의 끝을 머리 위로 쭉 뻗어 올린다. 이 동작을 10회 반복한다.

8. 치매예방을 위한 박수

손은 다양한 신체기관과 연결되어 있기 때문에 박수를 치는 동작으로 해당 신체기관을 자극해서 건강에 도움이 된다. 박수는 손을 어느 부위에 부딪히느냐에 따라서 그 명칭과 효과가 달라진다.

1) 손바닥 박수

우리가 일반적으로 박수를 칠 때 하는 가장 기본적인 박수로서 효과를 극대화시키기 위해서 손가락을 쫙 펴서 뒤로 젖힌 후 양쪽 손만 마주치게 하는 박수다. 인체의 내장기관이 손바닥에 집중되어 있기 때문에 손바닥 박수를 치면 내장을 강화하는 데 도움이 되며 당뇨합병증을 예방하는 효과가 있다.

2) 손가락 박수

이름에서도 짐작할 수 있는 이 박수는 열손가락을 부딪치며 치는 박수다. 모든 손가락을 다 마주치기가 힘들지만, 비염으로 고생하고 있는 노인에게 좋다.

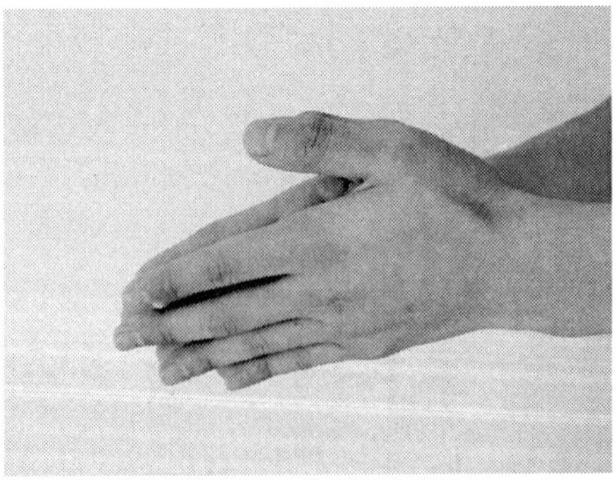

[그림 6-5] 손바닥 박수

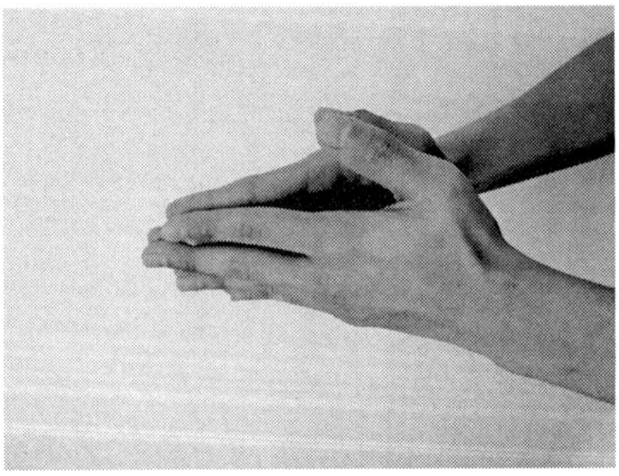

[그림 6-6] 손가락 박수

3) 달걀(손가락 끝) 박수

손가락 끝과 손목 쪽이 닿는 달걀 박수는 손을 구부려서 손바닥이 닿지 않게 치기 때문에 중풍이나 치매예방에 좋다.

4) 손등 박수

손등 박수는 한쪽 손으로 다른 한쪽 손등을 치는 박수다. 양손을 번갈아가면서 손등을 쳐주는데 요통에 효과적이기 때문에 척추와 허리가 좋지 않은 노인에게 좋다

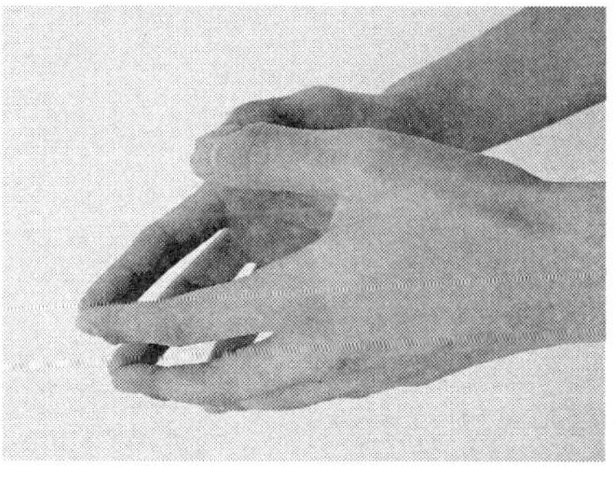

[그림 6-7] 달걀 박수

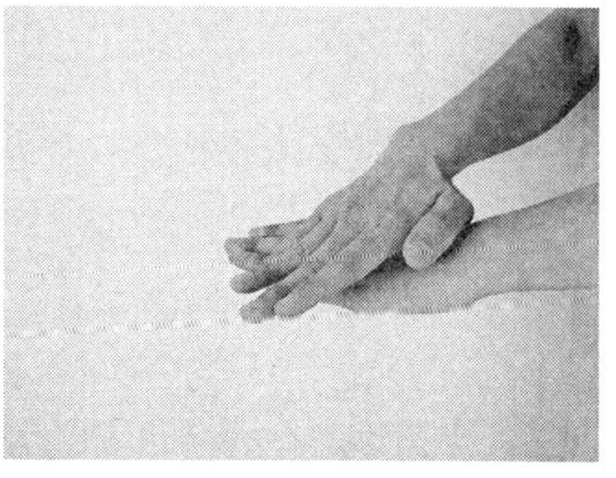

[그림 6-8] 손등 박수

5) 주먹 박수

주먹 박수는 주먹을 쥔 상태로 치는 박수다. 이유 없이 두통을 느끼는 사람이나 어깨에 통증을 느낀다면 주먹 박수가 효과적이다.

6) 먹부 바수

머보 박수는 주먹을 쉰 손으로 다른 쪽 손바닥을 치는 박수다. 양 손을 번갈아가면서 쳐야 하는데, 이 박수는 혈액순환이 잘 되게 해주면서 폐 기능을 강화해주는 효괴기 있다.

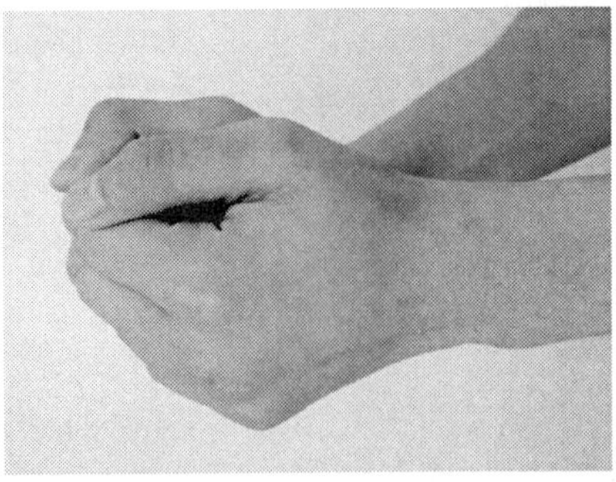

[그림 6-9] 주먹 박수

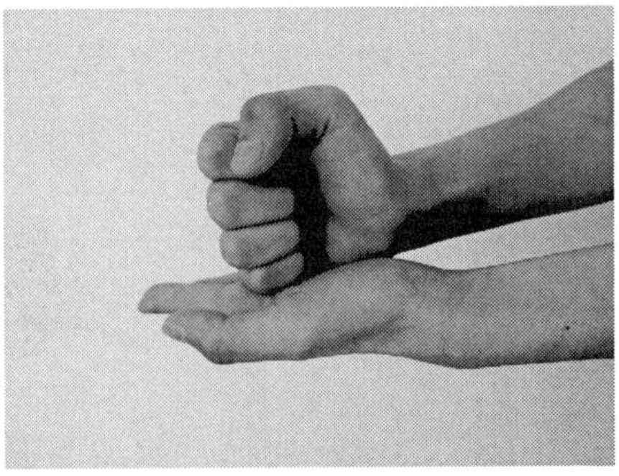

[그림 6-10] 먹보 박수

7) 목 뒤 박수

손을 목 뒤로 해서 박수를 쳐주는데 최대한 힘차게 박수를 치는 것이 좋다. 한 가지 자세로 오래 일하는 직장인이나 학생에게 도움이 된다. 어깨 피로를 풀어주기도 하고 예방하기도 한다.

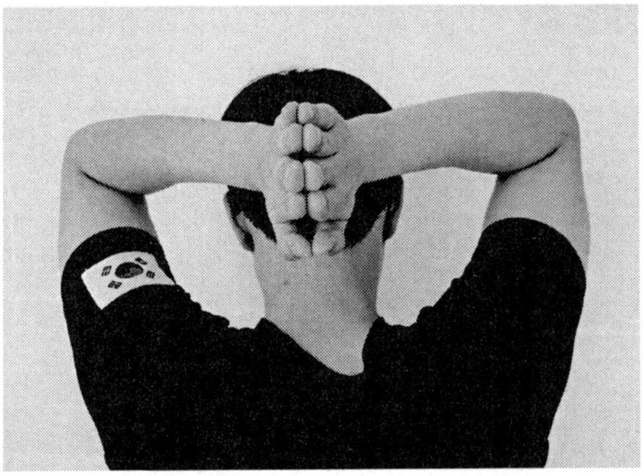

[그림 6-11] 목 뒤 박수

8) 원 박수

바로 선 자세에서 손을 최대한 벌려 머리 위로 모은 뒤 박수를 친 후 반동을 주어, 아래로 손을 내려 밑에서 박수를 친다. 원 박수를 치면 집중력이 생기고 유연성이 증가하며, 당뇨 합병증을 예방하는 효과가 있다.

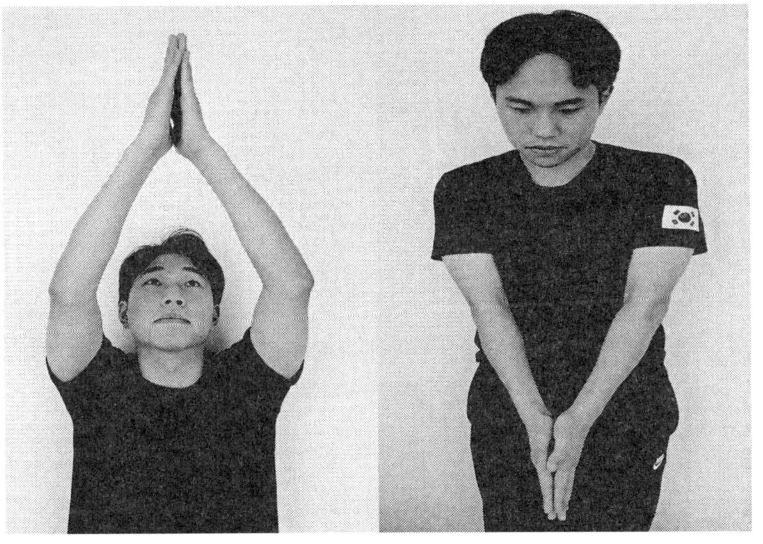

[그림 6-12] 원 박수

9) 앞뒤 박수

바로 선 자세에서 양팔을 최대한 편 채로 몸통 앞뒤로 박수를 친다. 앞뒤 박수치기는 걸으면서도 동작을 실시할 수 있다. 앞뒤 박수를 치면 집중력이 생기고 유연성이 증가하며, 당뇨 합병증을 예방하는 효과가 있다.

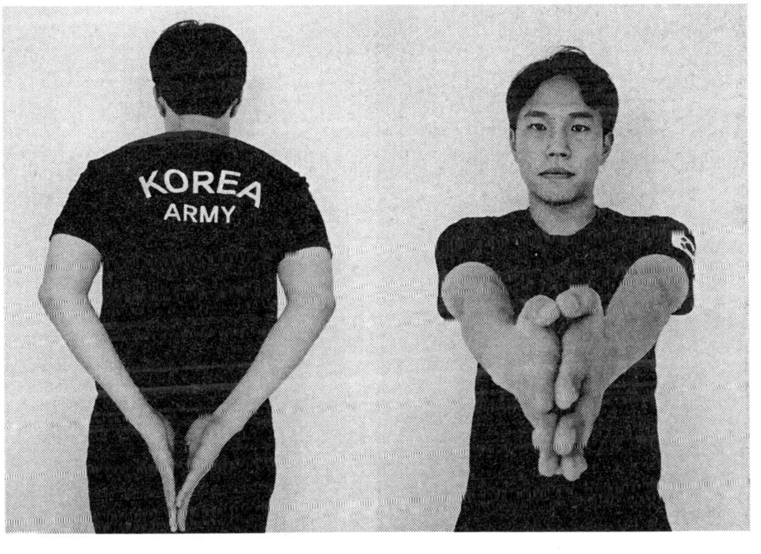

[그림 6-13] 앞뒤 박수

9. 말기 치매환자를 위한 운동법

말기 치매환자는 신체적 장애로 제대로 걷지 못하고, 의자나 침대에서만 지내게 된다. 계속 이 상태로 두면 결국 전신의 근육이 경직되며, 심할 때는 경련성 발작이나 근경련이 일어난다. 더 심해지면 꼼짝하지 않고 침대에 누워 움직이지 않는 상태에 이른다. 이런 상태가 되면 보호자나 간병인은 모든 것을 수발해야 하며, 대소변을 받아 내야 한다. 따라서 치매 말기라고 해도 근육이 경직되지 않도록 해야 하며, 거동을 할 수 있을 만큼 운동을 해야 한다. 치매 말기의 환자는 스스로 운동을 하기 어렵기 때문에 가족이나 간병인이 운동을 시켜주어야 한다.

· 치매환자가 침대에서 오랫동안 움직이지 않아서 근육이 경직되었을 때에는 손으로 근육이 풀어지도록 마사지해주고, 손바닥으로 근육을 두드려주며, 부드러운 솔로 피부를 문지르거나 근육을 쓰다듬어 주는 것이 좋다.

· 스스로 간단한 움직임이 가능한 환자에게는 관절을 움직이지 않은 상태에서 온 몸에 힘을 주었다 빼는 운동을 실시하게 한다. 또한 누운 상태에서 팔다리를 구부렸다 펴고, 옆으로 움직이는 운동을 지속적으로 하도록 한다.

· 스스로 스트레칭을 하지 못할 때는 간병인이 환자의 표정을 살피면서 천천히 스트레칭을 시켜준다. 이때 환자가 고통스러운 표정을 지으면 멈추어야 한다. 환자가 누워 있는 상태에서 보호자나 간병인이 환자의 팔다리를 구부렸다 펴주고, 옆으로 눕는 운동을 지속적으로 시켜주어야 한다.

· 환자의 근력이 어느 정도 증가되어 균형을 잡고 앉아 있을 수 있다면, 스스로 일어나는 운동을 하도록 한다.

· 스스로 일어설 수 있다면 지지대나 간호자의 손을 잡고 서서 몸을 양쪽으로 흔드는 운동을 하도록 한다.

· 한쪽 다리를 번갈아 앞으로 내밀었다가 들이는 운동을 하도록 한다.

· 어느 정도 훈련이 되면 걷기를 서서히 시행하며, 이때는 체중부담이 적은 수중운동을 권장할 만하다.

부 록

1. 치매선별용 한국형 간이정신상태검사(SMMSE-DS)

성 명		출생연도		성별	남/여	교육연수	년
검사일		총 점		판 정		정상 / 저하	

번호	문항	점수
1.	올해는 몇 년도 입니까?	0 1
2.	지금은 무슨 계절입니까?	0 1
3.	오늘은 며칠입니까?	0 1
4.	오늘은 무슨 요일입니까?	0 1
5.	지금은 몇 월입니까?	0 1
6.	우리가 있는 이곳은 무슨 도/특별시/광역시입니까?	0 1
7.	여기는 무슨 시/군/구입니까?	0 1
8.	여기는 무슨 구/동/읍/면입니까?	0 1
9.	우리는 지금 이 건물의 몇 층에 있습니까?	0 1
10.	이 장소의 이름이 무엇입니까?	0 1
11.	제가 세 가지 물건의 이름을 말씀드리겠습니다. 끝까지 다 들으신 다음에 세 가지 물건의 이름을 모두 말씀해보십시오. 그리고 몇 분 후에는 그 세 가지 물건의 이름들을 다시 물어볼 것이니 들으신 물건의 이름을 잘 기억하고 계십시오. 이제 000님께서 방금 들으신 3가지 물건 이름을 모두 말씀해 보세요.	
		0 1
		0 1
		0 1
12.	100에서 7을 빼면 얼마가 됩니까?	0 1
	거기에서 7을 빼면 얼마가 됩니까?	0 1
	거기에서 7을 빼면 얼마가 됩니까?	0 1
	거기에서 7을 빼면 얼마가 됩니까?	0 1
	거기에서 7을 빼면 얼마가 됩니까?	0 1
13.	조금 전에 제가 기억하라고 말씀드렸던 세 가지 물건의 이름이 무엇인지 말씀하여주십시오.	

		0	1
		0	1
		0	1
14.	(실제 시계를 보여주며) 이것을 무엇이라고 합니까?	0	1
	(실제 연필이나 볼펜을 보여주며) 이것을 무엇이라고 합니까?	0	1
15.	제가 하는 말을 끝까지 듣고 따라해보십시오. 한 번만 말씀드릴 것이니 잘 듣고 따라하십시오.		
		0	1
16.	지금부터 제가 말씀드리는 대로 해보십시오. 한 번만 말씀드릴 것이니 잘 들으시고 그대로 해보십시오. 제가 종이를 한 장 드릴 것입니다. 그러면 그 종이를 오른손으로 받아, 반으로 접은 다음, 무릎 위에 올려놓으십시오.		
		0	1
		0	1
		0	1
17.	(겹친 오각형 그림을 가리키며) 여기에 오각형이 겹쳐져 있는 그림이 있습니다. 이 그림을 아래 빈 곳에 그대로 그려보십시오.	0	1
18.	옷은 왜 빨아서 입습니까?	0	1
19.	'티끌 모아 태산'은 무슨 뜻 입니까?	0	1
	총 점		/30

1 지남력

1. 나의 이름은 무엇인가요?

2. 나의 나이는 몇 살인가요?

3. 내가 사는 곳의 주소는 어떻게 되나요?

4. 나의 핸드폰 전화번호는 어떻게 되나요?

1 집중력

다음 표 안에는 1부터 25까지 숫자가 순서대로 있습니다.

빈 칸에 맞는 숫자를 써보세요.

1		3		5
	7		9	
11		13		15
	17		19	
21		23		25

4. 활동지-지각력

1 지각력

연필로 같은 것끼리 연결하세요.

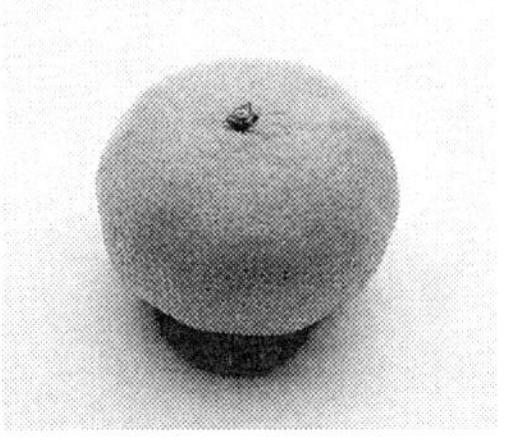

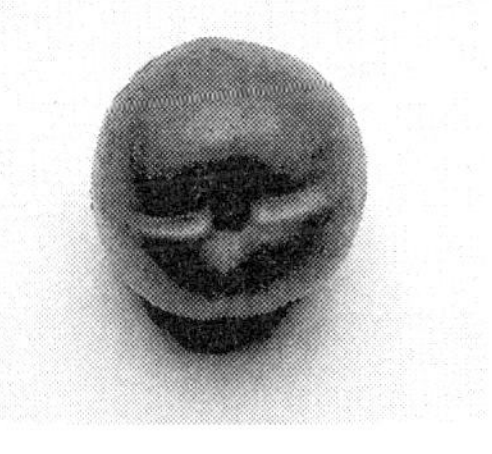

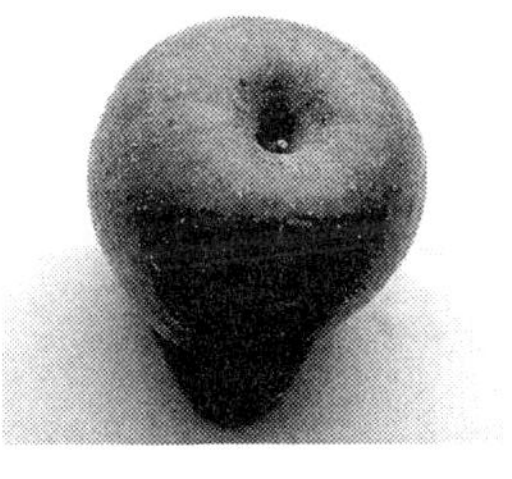

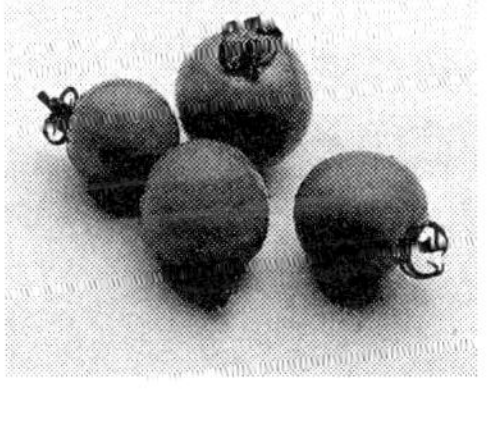

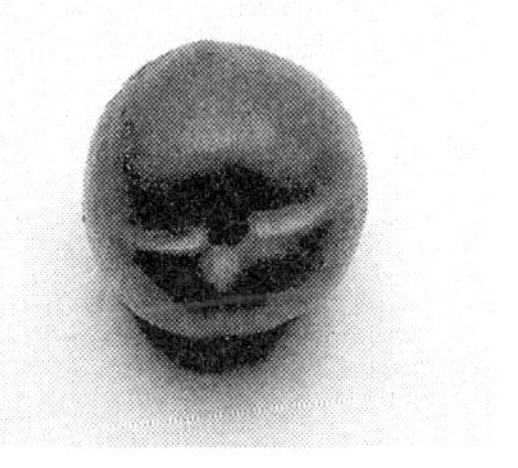

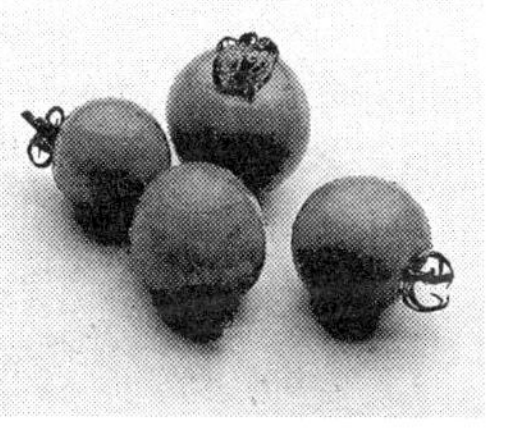

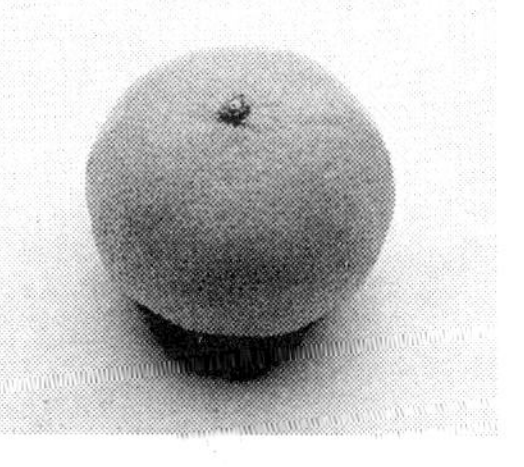

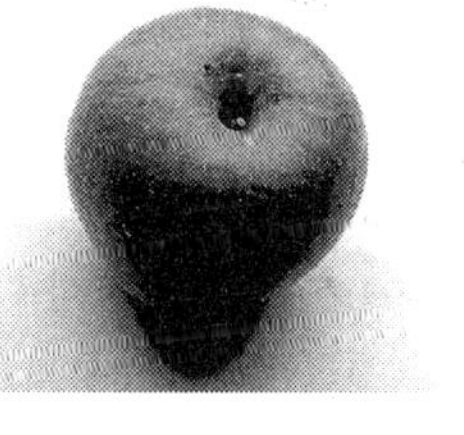

5. 활동지-기억력

1 기억력

곤충의 이름과 특징을 적어보세요.

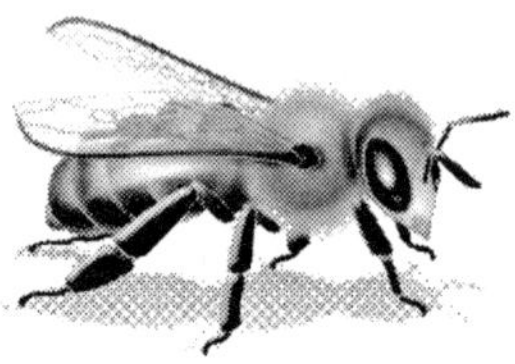	
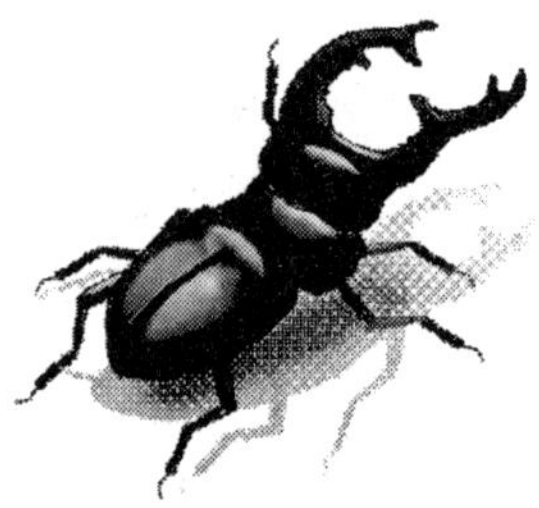	
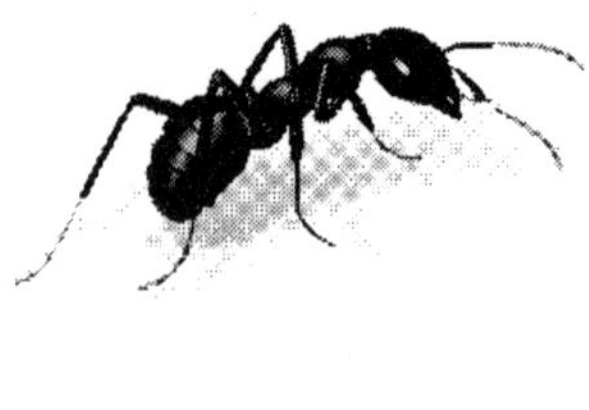	

활동지를 덮고 어떤 곤충이 있었는지 말해보세요.

6. 활동지-판단력

1 판단력

다음의 교통표지판을 보고 어떻게 해야 하는지 적어보세요.

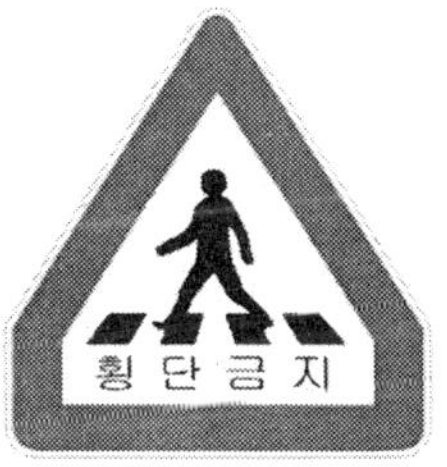	

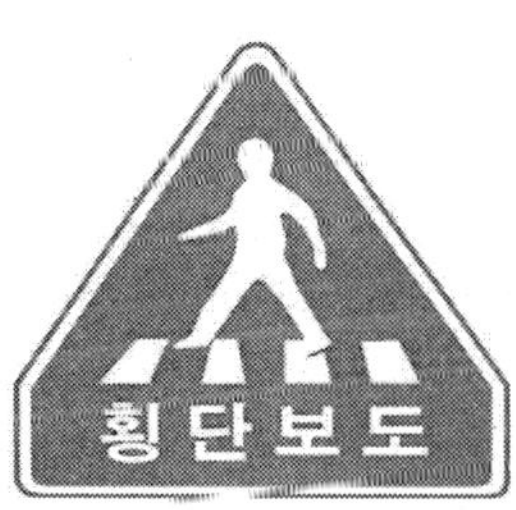	

1 언어력

자음과 모음을 모아 글자를 만들어 써보세요.

	ㅏ	ㅑ	ㅓ	ㅕ	ㅗ
ㄱ	가	갸	거	겨	고
ㄴ					
ㄷ					
ㄹ					
ㅁ					

8. 활동지-시공간력

1 시공간력

같은 모양을 찾아보세요.

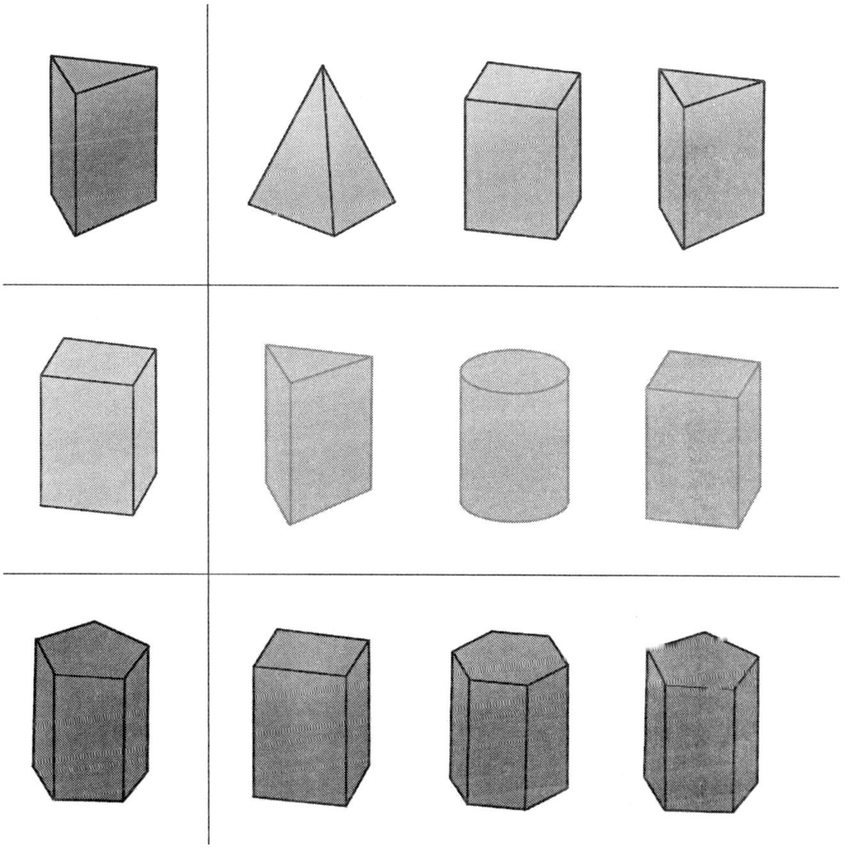

1 계산능력

다음의 수식을 더하기 해보세요.

9 + 6 =	
3 + 8 =	
2 + 4 =	
12 + 13 =	
27 + 25 =	
15 + 30 =	
31 + 32 =	
28 + 65 =	

1 활동능력

가장 보고 싶은 사람에게 주고 싶은 선물을 그려보세요.

11. 활동지-일기쓰기

1 일기쓰기

201 년 월 일	
아침에 먹은 것	
점심에 먹은 것	
저녁에 먹은 것	
오늘 한 운동	
오늘 만난 사람	
기억에 남는 일	

12. 프로그램 평가서

<table>
<tr><th colspan="5">프로그램 평가서</th></tr>
<tr><td colspan="2">일 시</td><td colspan="3">201 년 월 일</td></tr>
<tr><td colspan="2">활동 명</td><td colspan="3">인지요법(8월 달력 만들기)</td></tr>
<tr><td colspan="2">참 석 자</td><td colspan="3"></td></tr>
<tr><td colspan="2">진 행 자</td><td colspan="3"></td></tr>
<tr><td colspan="2">준 비 물</td><td></td><td>장소</td><td></td></tr>
<tr><td colspan="2">활동목표</td><td colspan="3">1. 날짜 감각을 익힌다.
2. 요일에 대한 인지능력을 향상시킨다.
3. 여름에 관한 그림을 그리고 색칠함으로써 색깔인지능력을 향상시킨다.</td></tr>
<tr><td rowspan="3">기억에 남는 일</td><td>도입</td><td colspan="3">1. 진행자 소개 및 성원들 간 인사하기
2. 스트레칭을 통해 위축된 신체를 이완시킨다.
3. 년, 월, 일, 요일을 이야기하며 지남력 훈련을 한다.</td></tr>
<tr><td>진행</td><td colspan="3">1. 오늘의 프로그램에 대해 설명한다.
2. 날짜와 요일에 공백을 만들어놓은 달력종이를 배부한 후 크레파스를 이용하여 날짜와 요일의 공백을 채우도록 한다.
3. 달력종이에 공백을 채운 후 여름과 관련된 그림을 그리고 색칠하도록 한다. 예: 과일, 부채 등.
4. 완성된 달력을 서로 보여주며 이야기한다.</td></tr>
<tr><td>종료</td><td colspan="3">1. 오늘의 프로그램에 대해 이야기하고 격려함으로써 활동에 대한 만족감을 얻도록 한다.
2. 강화물을 제공하고 손뼉 치며 마무리한다.</td></tr>
<tr><td colspan="2">평 가</td><td colspan="3">진행될 달력 만들기에 도움이 될 수 있도록 년, 월, 일, 요일, 계절 등을 반복적으로 이야기하고 정보를 제공하여 지남력 훈련을 실시하였다. 큰 어려움은 없었으나 대체로 1~31까지 날짜 공백을 채우지 못하고 반복적으로 쓰는 몇몇 성원들이 있어 개별보조를 실시함으로써 만족감을 얻도록 하였다. 모두 달력이 완성된 후 만족감을 표현하였고 날짜, 요일, 그림을 그리고 색칠함으로써 인지능력이 향상시키는 데 도움이 되었으리라 평가된다.</td></tr>
</table>

13. 치매예방지도사 양성과정 제안서-지자체용

치매예방지도사
양성과정 제안서

○○협회

Ⅰ. 사업 개요

□ 사 업 명 : 치매예방지도사 양성과정

□ 교육 기간 : 201 년 월 일(화) ~ 월 일( ) 오전 09:00~오후 13:00(총 10회 40시간)

□ 교육 장소 :

□ 모집 인원 : 30명

□ 수 강 료 : 무료

□ 소요 예산 : 지자체의 예산에 따라 변경

□ 위탁 기관 : ○○협회

□ 사업 범위

❍ 교육프로그램 운영을 위한 전문 강사진 구성 및 섭외

❍ 과정 신청자 상담 접수 및 교육생 선발

❍ 과정 운영을 위한 전반적인 사항(교육장 준비, 강사 및 교육생 관리, 현수막 교재) 준비

❍ 회차별 교육 진행 후 강사 및 강의 평가를 통한 만족도 조사

❍ 학습 성과 제고를 위한 체계적인 학사관리

❍ 사업 종료 후 15일 이내 결과보고서 및 사업 정산서 제출

2. 사업 목적

□ 배 경

❍ 노령인구의 증가에 따른 치매환자의 증가

❍ 치매환자 증가에 따른 정부의 복지예산에 대한 증가로 인해 고민

❍ 치매환자를 둔 가족의 경제적 · 육체적 고통의 증가

❍ 치매 예산의 증가로 인한 치매예방의 필요성 증가

❍ 비전문적인 치매예방이 현장에서 진행됨으로써 효과 저하

□ 필요성

❍ 노인인구의 증가에 따라 치매환자의 증가는 지방자치단체에 부담을 주고 있어 체계적인 치매예방의 필요성이 절실함

❍ 치매예방에 대한 지방자치 단체의 예산은 늘어가고 있지만 효과적인 치매예방이 필요한 실정임

❍ 치매예방에 대한 관심이 증가하고 있으나 체계적인 프로그램이 보급되지 못하고 있는 실정임

❍ 전문적인 치매예방지도사에 의한 치매예방 교육이 절실히 필요함

❍ 보건소, 양로원, 경로당에서 치매예방 교육의 전문가를 원하고 있음

3. 사업 내용

□ 프로그램의 개발

❍ 기존에 나와 있는 치매예방 프로그램의 분석하여 노인의 수준에 맞는 프로그램 개발

❍ 치매예방을 위한 검증된 검사도구의 개발로 정확한 진단이 가능함

❍ 치매예방 활동지는 난이도에 따라 5단계로 나누어 노인의 수준에 맞게 적용이 가능함

❍ 검사 도구의 검사결과에 따라 노인의 수준에 맞게 적용이 가능함

❍ 치매예방 교육이 끝난 후 검사지를 통해 사전과 사후를 비교하여 효과성을 검증할 수 있음

□ 프로그램의 운영

❍ 지속적인 참여를 위한 체계적인 학사관리시스템 구축

❍ 과정 진행 중 개인 면담을 통한 비전 설정

❍ 수료 후 전부 취업할 수 있도록 맞춤형 진로 코칭

❍ ○○시의 특성화 프로그램으로 안착할 수 있도록 운영

□ 교재

❍ 전도근(2018). 행복한 노후를 위한 치매예방과 치료. 서현사

❍ 전도근(2018). 치매예방을 위한 뇌건강 활동지 1~5권. 서현사

□ 모집 대상

❍ 치매예방에 대해 관심을 가진 사람

❍ 치매예방지도사로 활동하고 싶은 사람

❍ 가족 중에 치매환자를 스스로 치료하고 싶은 사람

❍ 치매예방 강사가 되고 싶은 사람

❍ 전문적인 직업을 갖고 싶은 사람

□ 운영 인원

순서	구분	인원	업무
1	책임지도 강사	1명	전반적인 프로그램 운영
2	전문 강사	3명	수업 진행
3	보조 강사	1명	수업 보조

□ 홍보 계획

❍ 관내 노인관련 기관에 수강생 모집 협조 공문 발송

❍ 시청 홈페이지에 수강생 모집 홍보

❍ 시청 관련 홈페이지에 수강생 모집 홍보

❍ 관내 주민자치센터에 모집 홍보

❍ 유관기관 및 관련 단체에 수강생 모집 협조

❍ 현수막과 구전을 통한 홍보

□ 교육 일정

회차	일 정	강의 제목	강의 내용	강 사
1	월 일	오리엔테이션	-치매의 정의와 실태	

		치매예방지도사의 역할과 비전	-치매예방지도사의 역할 -치매예방지도사의 비전 -치매예방지도사의 활동방법	
2	월 일	치매의 문제점과 종류	-치매의 문제점 -치매의 특징 -치매의 종류 -치매의 위험인자	
3	월 일	치매에 대한 이해	-뇌의 정신활동 -치매의 진행단계 -다른 유사 질환과의 차이 -치매로 인한 장애	
4	월 일	치매치료와 관리	-치매의 약물치료 -치매의 비약물치료 -치매예방에 좋은 음식 -치매노인을 위한 간호 방법	
5	월 일	치매예방법	-인지요법 -미술치료 -음악치료 -요리치료	
6	월 일	치매 진단방법	-치매선별용 한국형 간이정신 상태검사와 진단 -노인우울성 검사와 진단 -주관적 기억력 평가 문항과 진단	
7	월 일	치매예방을 위한 운동요법	-운동요법의 정의 -노인에게 필요한 체력 -치매예방에 좋은 유산소운동 -치매예방에 좋은 스트레칭	
8	월 일	치매예방 활동지 적용방법	-지남력 -집중력 -기억력	

			-언어력	
9	월 일	치매예방 활동지 적용방법	-집중력 -지각력 -판단력 -시공간력	
10	월 일	치매예방 활동지 적용방법 정리	-활동능력 -일기쓰기 -정리 및 질의응답 -수료식	

4. 사업 진행 일정

일 정	주요내용	세부추진내용
7월~8월	홍보 및 대상자 모집	-관련기관과 연계 및 협력 -참가 접수 상담
9월	오리엔테이션 및 개강 교육진행	-프로그램 이해 -출결 관리 -학습상담
10월	교육진행	-출결 관리 -학습상담
11월	교육진행 실습 수료식	-출결 관리 및 취업상담 -실습 -수료식

5. 교육 수료 후 진로

□ 기대 효과

- 치매예방지도사로 활동할 수 있다.
- 치매예방지도사로 취업할 수 있다.
- ○○시 노인들의 치매예방에 도움을 줄 수 있다.
- ○○시 노인들의 치매예방으로 복지예산을 줄일 수 있다.
- ○○시의 특성화 프로그램으로 정착할 수 있다.

□ 진로

- 프리랜서로 치매예방지도사로 활동
- 노인기관과 연계하여 치매예방지도사로 활동
- ○○시 보건소와 연계하여 치매예방지도사로 활동

6. 소요 예산

순번	항목	산출근거	예산액(원)
1	강사료	특강강사비 500,000×1시간	500,000
		전문강사비 100,000×38시간	3,800,000
		보조강사료 40,000×40시간	1,600,000
2	다과비	50,000×10일	500,000
3	교재비	70,000×30명	2,100,000
4	문구	5000×30명	150,000
5	현수막	25,000×2개	50,000
6	검사지	5,000×30명	150,000
7	예비비		150,000
8	프로그램 개발비		500,000
	합계		9,500,000

14. 치매예방지도사 양성과정 제안서-인력개발센터용

치매예방지도사
양성과정 제안서

○○협회

Ⅰ. 사업 개요

☐ 사 업 명 : 치매예방지도사 양성과정

☐ 교육 기간 : 201 년 월 일( )~ 월 일( )

오전 09:00~오후 13:00(총 30회 120시간)

☐ 교육 장소 : 인력개발기관

☐ 모집 인원 : 30명

☐ 수 강 료 : 기관의 실정에 따라 변경

☐ 위탁 기관 : ○○협회

2. 사업 목적

☐ 배 경

- 노령인구의 증가에 따른 치매환자의 증가
- 치매환자 증가에 따른 정부의 복지예산에 대한 증가로 인해 고민
- 치매환자를 둔 가족의 경제적 육체적 고통의 증가
- 치매 예산의 증가로 인한 치매예방의 필요성 증가
- 비전문적인 치매예방이 현장에서 진행됨으로써 효과 저하

☐ 필요성

- 노인인구의 증가에 따라 치매환자의 증가는 지방자치단체에 부담을 주고 있어 체계적인 치매예방의 필요성이 절실함
- 치매예방에 대한 지방자치 단체의 예산은 늘어가고 있지만 효과적인 치매예방이 필요한 실정임
- 치매예방에 대한 관심이 증가하고 있으나 체계적인 프로그램이 보급되지 못하고 있는 실정임
- 전문적인 치매예방지도사에 의한 치매예방 교육이 절실히 필요함
- 보건소, 양로원, 경로당에서 치매예방 교육의 전문가를 원하고 있음

3. 사업 내용

□ 프로그램의 특징

- ❍ 기존에 나와 있는 치매예방 프로그램의 분석하여 노인들의 수준에 맞는 프로그램 개발
- ❍ 치매예방을 위한 검증된 검사 도구의 개발로 정확한 진단이 가능함
- ❍ 치매예방 활동지는 난이도에 따라 5단계로 나누어 노인의 수준에 맞게 적용이 가능함
- ❍ 검사 도구의 검사 결과에 따라 노인의 수준에 맞게 적용이 가능함
- ❍ 치매예방 교육이 끝난 후 검사지를 통해 사전과 사후를 비교하여 효과성을 검증할 수 있음

□ 프로그램의 운영

- ❍ 지속적인 참여를 위한 체계적인 학사관리시스템 구축
- ❍ 과정 진행 중 개인 면담을 통한 비전 설정
- ❍ 수료 후 전부 취업할 수 있도록 맞춤형 진로 코칭
- ❍ ○○시의 특성화 프로그램으로 안착할 수 있도록 운영

□ 교재

- ❍ 전도근(2018). 행복한 노후를 위한 치매예방과 치료. 서현사
- ❍ 전도근(2018). 치매예방을 위한 뇌건강 활동지 1~5권. 서현사

□ 홍보 계획

- ❍ 관내 노인관련 기관에 수강생 모집 협조 공문 발송
- ❍ 시청 홈페이지에 수강생 모집 홍보
- ❍ 시청 관련 홈페이지에 수강생 모집 홍보
- ❍ 관내 주민자치센터에 모집 홍보
- ❍ 유관기관 및 관련 단체에 수강생 모집 협조

❍ 현수막과 구전을 통한 홍보

□ 교육 일정

<table>
<tr><th>회차</th><th>주제</th><th>강의 내용</th><th>강의방법</th></tr>
<tr><td rowspan="4">1</td><td rowspan="4">오리엔테이션 치매예방지도사의 역할과 비전</td><td>치매의 정의와 실태</td><td rowspan="4">강의</td></tr>
<tr><td>치매예방지도사의 역할</td></tr>
<tr><td>치매예방지도사의 비전</td></tr>
<tr><td>치매예방지도사의 활동방법</td></tr>
<tr><td rowspan="4">2</td><td rowspan="4">치매의 문제점과 종류</td><td>치매의 문제점</td><td rowspan="4">강의</td></tr>
<tr><td>치매의 특징</td></tr>
<tr><td>치매의 종류</td></tr>
<tr><td>치매의 위험인자</td></tr>
<tr><td rowspan="4">3</td><td rowspan="4">치매노인을 위한 복지 서비스1</td><td>노인장기요양보험 제도</td><td rowspan="4">강의</td></tr>
<tr><td>주간보호소</td></tr>
<tr><td>단기보호시설</td></tr>
<tr><td>장기요양기관</td></tr>
<tr><td rowspan="4">4</td><td rowspan="4">치매노인을 위한 복지 서비스2</td><td>중앙 치매센터와 지역 치매센터</td><td rowspan="4">강의</td></tr>
<tr><td>가정간호</td></tr>
<tr><td>치매상담 콜센터</td></tr>
<tr><td>치매 가족을 통한 정보 획득</td></tr>
<tr><td rowspan="4">5</td><td rowspan="4">치매 치료와 관리1</td><td>치매의 약물치료</td><td rowspan="4">강의
실습</td></tr>
<tr><td>치매의 비약물치료</td></tr>
<tr><td>치매예방에 좋은 음식</td></tr>
<tr><td>치매예방을 위한 생활습관1</td></tr>
<tr><td rowspan="4">6</td><td rowspan="4">치매 치료와 관리2</td><td>치매예방을 위한 생활습관2</td><td rowspan="4">강의
실습</td></tr>
<tr><td>치매노인을 위한 간호 방법</td></tr>
<tr><td>치매환자의 문제행동에 대한 대처방법</td></tr>
<tr><td>치매환자를 위한 환경 관리</td></tr>
<tr><td rowspan="4">7</td><td rowspan="4">치매를 예방하는 방법1</td><td>치매예방을 위한 인지요법</td><td rowspan="4">강의
실습</td></tr>
<tr><td>치매예방을 위한 미술치료1</td></tr>
<tr><td>치매예방을 위한 미술치료2</td></tr>
<tr><td>치매예방을 위한 미술치료3</td></tr>
</table>

회차	주제	강의 내용	강의방법
8	치매를 예방하는 방법2	치매예방을 위한 웃음치료	강의
		치매예방을 위한 음악치료	
		치매예방을 위한 독서치료	
		치매예방을 위한 동물매개치료	
9	치매를 예방하는 방법3	치매예방을 위한 이야기치료	실습
		치매예방을 위한 글쓰기치료	
		치매예방을 위한 시치료	
		치매예방을 위한 요리치료	
10	치매의 진단과 검사지	치매선별용 한국형 간이정신 상태검사와 진단1	강의 실습
		치매선별용 한국형 간이정신 상태검사와 진단2	
		노인우울성 검사와 진단	
		주관적 기억력 평가 문항과 진단	
11	치매예방을 위한 운동요법1	운동요법	강의 실습
		노인에게 필요한 체력	
		치매예방에 좋은 유산소운동	
		치매예방에 좋은 스트레칭	
12	치매예방을 위한 운동요법2	치매예방을 위한 효과적인 운동	강의
		치매예방에 좋은 유연성 운동	
		근력 강화를 위한 아령운동	
		치매예방을 위한 박수	
13	치매예방 활동지 적용방법1	지남력의 정의	강의 실습
		지남력을 높이는 방법1	
		지남력을 높이는 방법2	
		지남력지도 방법	
14	치매예방 활동지 적용방법2	집중력의 정의	강의
		집중력을 높이는 방법1	
		집중력을 높이는 방법2	
		집중력지도 방법	

회차	주제	강의 내용	강의방법
15	치매예방 활동지 적용방법3	지각력의 정의 지각력을 높이는 방법1 지각력을 높이는 방법2 지각력지도 방법	강의 실습
16	치매예방 활동지 적용방법4	기억력의 정의 기억력을 높이는 방법1 기억력을 높이는 방법2 기억력지도 방법	강의 실습
17	치매예방 활동지 적용방법5	판단력의 정의 판단력을 높이는 방법1 판단력을 높이는 방법2 판단력지도 방법	강의 실습
18	치매예방 활동지 적용방법6	언어력의 정의 언어력을 높이는 방법1 언어력을 높이는 방법2 언어력지도 방법	강의 실습
19	치매예방 활동지 적용방법7	시공간력의 정의 시공간력을 높이는 방법1 시공간력을 높이는 방법2 시공간력지도 방법	강의
20	치매예방 활동지 적용방법8	계산능력의 정의 계산능력을 높이는 방법1 계산능력을 높이는 방법2 계산능력지도 방법	강의 실습
21	치매예방 활동지 적용방법9	활동능력의 정의 활동능력을 높이는 방법1 활동능력을 높이는 방법2 활동능력지도 방법	강의 실습
22	치매예방 활동지 적용방법10	일기쓰기의 중요성 일기쓰기 지도 치매예방 활동지 적용 종합1 치매예방 활동지 적용 종합2	강의 실습

회차	주제	강의 내용	강의방법
23	치매예방 활동지 적용 종합	치매예방 활동지 적용 순서	강의
		치매예방 활동지 적용 방법	
		치매예방 활동지 지도 시 주의사항	
		치매예방 활동지 활용에 대한 질의응답	
24	강사트레이닝	강의를 빛나게 하는 강의전략 및 교수법	강의 실습
		강의를 더욱 풍요롭게 하는 교수법	
		강의 효과를 높이는 핵심 강의전략	
		창의력과 상호작용을 높이는 교수법	
25	강사트레이닝	강의에 날개를 달아 주는 스피치	강의 실습
		강의에 보약이 되는 보디랭귀지	
		강사의 비언어적 커뮤니케이션	
		강의 옷차림 등 강사의 이미지메이킹	
26	캠프 강사 트레이닝	인기 강사의 비결	강의 실습
		강사 만족도 향상 전략	
		학생 강의 소통 노하우	
		캠프 강사 참여 시 주의점	
27	검사지를 통한 진단 실습	검사지를 통한 진단 실습1	강의 실습
		검사지를 통한 진단 실습2	
		검사지를 통한 진단 실습3	
		검사지를 통한 진단 실습4	
28	실전 모의 강의1	실전 모의 강의 및 피드백1	실습
		실전 모의 강의 및 피드백2	
		실전 모의 강의 및 피드백3	
		실전 모의 강의 및 피드백4	
29	실전 모의 강의2	실전 모의 강의 및 피드백5	실습
		실전 모의 강의 및 피드백6	
		실전 모의 강의 및 피드백7	
		실전 모의 강의 및 피드백8	
30	정리 및 수료	1:1 개인코칭	강의
		강사 프로모션	
		과정 정리 및 평가	
		수료식	

15. 치매예방지도사 양성과정 제안서-협회 속성용

치매예방지도사 양성과정

□ 교육 내용

- 교육 기간 : 201 년 월 일(화)~ 월 일( ) 오전 10:00~오후 18:00 (총 14시간)
- 교육 장소 :
- 모집 인원 : 30명
- 수 강 료 : 30만원(자격증+강의 교재1권, 치매예방활동지 5권+치매진단 검사지+강의교안)

□ 배 경

- 노령인구의 증가에 따른 치매환자의 증가
- 치매환자 증가에 따른 정부의 복지예산에 대한 증가로 인해 고민
- 치매환자를 둔 가족들의 경제적 육체적 고통의 증가
- 치매 예산의 증가로 인한 치매예방의 필요성 증가
- 비전문적인 치매예방이 현장에서 진행됨으로써 효과 저하

□ 필요성

- 노인인구의 증가에 따라 치매환자의 증가는 지방자치단체에 부담을 주고 있어 체계적인 치매예방의 필요성이 절실함
- 치매예방에 대한 지방자치 단체의 예산은 늘어가고 있지만 효과적인 치매 예방이 필요한 실정임
- 치매예방에 대한 관심이 증가하고 있으나 체계적인 프로그램이 보급되지 못하고 있는 실정임
- 전문적인 치매예방지도사에 의한 치매예방 교육이 절실히 필요함

❍ 보건소, 양로원, 경로당에서 치매예방 교육의 전문가를 원하고 있음

□ 프로그램의 특징

❍ 기존에 나와 있는 치매예방 프로그램의 분석하여 노인들의 수준에 맞는 프로그램 개발

❍ 치매예방을 위한 검증된 검사 도구의 개발로 정확한 진단이 가능함

❍ 치매예방 활동지는 난이도에 따라 5단계로 나누어 노인의 수준에 맞게 적용이 가능함

❍ 검사 도구의 검사결과에 따라 노인의 수준에 맞게 적용이 가능함

❍ 치매예방 교육이 끝난 후 검사지를 통해 사전과 사후를 비교하여 효과성을 검증할 수 있음

□ 모집 대상

❍ 치매예방에 대한 관심 가진 분

❍ 치매예방지도사로 활동하고 싶은 분

❍ 가족 중에 치매환자를 스스로 치료하고 싶은 분

❍ 치매예방 강사가 되고 싶은 분

❍ 전문적인 직업을 갖고 싶은 분

□ 세부내용

구분	시간	강의 제목	강의내용	강사
1일차	10:00~11:00	오리엔테이션 치매예방지도사의 역할과 비전	- 치매의 정의와 실태 - 치매예방지도사의 역할 - 치매예방지도사의 비전 - 치매예방지도사의 활동방법	
	11:00~12:00	치매의 문제점과 종류	- 치매의 문제점 - 치매이 특징 - 치매의 종류 - 치매의 위험인자	
	13:00~14:00	치매에 대한 이해	- 뇌의 정신 활동	

			- 치매의 진행 단계 - 다른 유사 질환과의 차이 - 치매로 인한 장애	
	15:00~16:00	치매치료와 관리	- 치매의 약물치료 - 치매의 비약물치료 - 치매예방에 좋은 음식 - 치매노인을 위한 간호 방법	
	16:00~17:00	치매예방법	- 인지요법 - 미술치료	
	17:00~18:00	치매예방법	- 음악치료 - 요리치료	
2일차	10:00~11:00	치매 진단 방법	- 치매선별용 한국형 간이정신 상태검사와 진단 - 노인우울성검사와 진단 - 주관적 기억력 평가 문항과 진단	
2일차	11:00~12:00	치매예방을 위한 운동요법	- 운동요법의 정의 - 노인에게 필요한 체력 - 치매예방에 좋은 유산소운동	
2일차	13:00~14:00	치매예방을 위한 운동요법	- 치매예방에 좋은 스트레칭 - 치매예방을 위한 근력운동 - 치매예방 박수	
2일차	15:00~16:00	치매예방 활동지 적용방법	- 지남력 - 집중력 - 기억력 - 언어력	
2일차	16:00~17:00	치매예방 활동지 적용방법	- 집중력 - 지각력 - 판단력 - 시공간력	

	17:00~18:00	치매예방 활동지 적용방법 정리	- 활동능력, 일기쓰기 지도 - 프로모션 방법 - 정리 및 질의응답 - 수료식	

16. 치매예방 교육과정

치매예방 교육과정

□ 교육 내용

❍ 교육 기간 : 201 년 월 일(화)~ 월 일( ) 오전 10:00~오후 12:00
(5개월 과정, 총 80시간)

❍ 교육 장소 : ○○경로당

❍ 교육 인원 : 30명

❍ 준 비 물 : 치매예방활동지 5권+치매진단 검사지

□ 세부 교육과정

회차	주차	강의 내용		강의방법
1권	1	화	지남력 1단계, 집중력 1단계/ 지각력 1단계, 기억력 1단계	강의/실습/발표
		목	기억력 1단계, 판단력 1단계/ 언어력 1단계, 시공간력 1단계	
	2	화	계산능력 1단계, 활동능력 1단계/ 지남력 2단계, 집중력 2단계	
		목	지각력 2단계, 지각력 2단계/ 기억력 2단계, 판단력 2단계	
	3	화	기억력 2단계, 판단력 2단계/ 언어력 2단계, 시공간력 2단계	
		목	계산능력 2단계, 활동능력 2단계/ 지남력 3단계, 집중력 3단계	
	4	화	지각력 3단계, 지각력 3단계/ 기억력 3단계, 판단력 3단계	
		목	언어력 3단계, 시공간력 3단계/ 계산능력 3단계, 활동능력 3단계	

회차	주차		강의 내용	강의방법
2권	1	화	지남력 1단계, 집중력 1단계/ 지각력 1단계, 기억력 1단계	강의 /실습 /발표
		목	기억력 1단계, 판단력 1단계/ 언어력 1단계, 시공간력 1단계	
	2	화	계산능력 1단계, 활동능력 1단계/ 지남력 2단계, 집중력 2단계	
		목	지각력 2단계, 지각력 2단계/ 기억력 2단계, 판단력 2단계	
	3	화	기억력 2단계, 판단력 2단계/ 언어력 2단계, 시공간력 2단계	
		목	계산능력 2단계, 활동능력 2단계/ 지남력 3단계, 집중력 3단계	
	4	화	지각력 3단계,지각력 3단계/ 기억력 3단계, 판단력 3단계	
		목	언어력 3단계, 시공간력 3단계/ 계산능력 3단계, 활동능력 3단계	
3권	1	화	지남력 1단계, 집중력 1단계/ 지각력 1단계, 기억력 1단계	강의 /실습 /발표
		목	기억력 1단계, 판단력 1단계/ 언어력 1단계, 시공간력 1단계	
	2	화	계산능력 1단계, 활동능력 1단계/ 지남력 2단계, 집중력 2단계	
		목	지각력 2단계, 지각력 2단계/ 기억력 2단계, 판단력 2단계	
	3	회	기억력 2단계, 판단력 2단계/ 언어력 2단계, 시공간력 2단계	
		목	계산능력 2단계, 활동능력 2단계/ 지남력 3단계, 집중력 3단계	
	4	화	지각력 3단계, 지각력 3단계/ 기억력 3단계, 판단력 3단계	
		목	언어력 3단계, 시공간력 3단계/ 계산능력 3단계, 활동능력 3단계	
4권	1	화	지남력 1단계, 집중력 1단계/ 지각력 1단계, 기억력 1단계	강의 /실습 /발표
		목	기억력 1단계, 판단력 1단계/ 언어력 1단계, 시공간력 1단계	
	2	화	계산능력 1단계, 활동능력 1단계/ 지남력 2단계, 집중력 2단계	
		목	지각력 2단계, 지각력 2단계/ 기억력 2단계, 판단력 2단계	
	3	화	기억력 2단계, 판단력 2단계/ 언어력 2단계, 시공간력 2단계	
		목	계산능력 2단계, 활동능력 2단계/ 지남력 3단계, 집중력 3단계	
	4	화	지각력 3단계, 지각력 3단계/ 기억력 3단계, 판단력 3단계	
		목	언어력 3단계, 시공간력 3단계/ 계산능력 3단계, 활동능력 3단계	

회차	주차	강의 내용		강의방법
5권	1	화	지남력 1단계, 집중력 1단계/ 지각력 1단계, 기억력 1단계	강의 /실습 /발표
		목	기억력 1단계, 판단력 1단계/ 언어력 1단계, 시공간력 1단계	
	2	화	계산능력 1단계, 활동능력 1단계/ 지남력 2단계, 집중력 2단계	
		목	지각력 2단계, 지각력 2단계/ 기억력 2단계, 판단력 2단계	
	3	화	기억력 2단계, 판단력 2단계/ 언어력 2단계, 시공간력 2단계	
		목	계산능력 2단계, 활동능력 2단계/ 지남력 3단계, 집중력 3단계	
	4	화	지각력 3단계, 지각력 3단계/ 기억력 3단계, 판단력 3단계	
		목	언어력 3단계, 시공간력 3단계/ 계산능력 3단계, 활동능력 3단계	

참고문헌

곽이섭 · 엄상용(2005). 1년간의 복합 운동프로그램이 남성 치매환자의 운동능력과 인지기능에 미치는 영향. 생명과학회지.

국민건강보험공단(2014). 국민건강보험 보도자료.

국민건강보험공단(2014). 치매특별등급 도입을 위한 시범사업 실시.

국민건강보험공단(2013). 치매특별등급 도입을 위한 시범사업 실시.

국민건강보험공단(2013). 보도자료 '내 기억00과의 싸움 치매. 최근 6년간 65세 이상 노인환자 3배 증가'

국민일보(2008. 8. 18.) 기사 인용. '중년 흡연자 기억력 가물가물'

국민일보(2009. 6. 9.) 기사 인용. '지중해식단 가벼운 치매예방'

김은주(2010). 재가노인의 인지기능장애 영향을 미치는 요인, 동서간호학연구지. 16(2).

김설향(2005). 치매노인을 위한 신체자극 운동프로그램 개발, 한국사회체육학회지.

김춘남(2013). 노인장기요양대상자 사각지대 해소방안 연구: 재가노인 복지사업을 중심으로, 경기복지재단.

곽동일(1997). Alzherimer병의 증상, 계명의대 논문집. 계명대학교의과 대학 계명대학교의과학연구소.

권중돈(2007). 노인복지론. 서울: 학지사.

노호성 외(1999). 본태성 고혈압 환자의 혈압과 순환기능의 향상을 위한 적정 운동시간, 대한스포츠의학회지

미국정신의학회(2013). DSM-V. 정신질환의 진단 및 통계편람 제5판. 서울: 학지사.

박상기(2014). 치매. 이길 수 있는 전쟁:치매 걱정 없이 행복하게 나이 드는 법.(전자자료)

백경숙 · 권용신(2008). 치매노인 주부양자 부양부담이 심리서 복지감에 미치는 영향, 노인복지연구, 39, 33-52.

보건복지부(2013). 2012년 치매유병률조사.

보건복지부 · 중앙치매센터 · 국민건강보험공단(2014). 치매전문교육 기본교재 1.

분당서울대병원(2014) 제3차 국가치매관리종합계획 사전기획연구.

세계일보(2006. 12. 23) 기사 인용. 노인성 치매환자 '4년 새 3배'
세계일보(2009. 4. 14) 사설 인용. 치매의 효율적인 예방. 관리시스템 구축해야
엄기욱(2013). 치매노인을 위한 노인장기요양기관 시설·인력·서비스기준에 관한 연구, 보건복지부, 군산대학교 산학협력단.
엄기욱·이경락·김양이·삿키노리코·황재영(2013). 치매노인 대응형 장기요양시설의 서비스 전문성 강화 방안, 건강보장정책. 13(1).
오진주(2000). 간호제공자들의 치매노인 공격행동 경험에 대한 연구, 대한간호학회지, 30(2). 293-306.
요양원 제도 개발의 과제와 전망. 한국노년학, 15(1), 213-223.
유애정·이호용·김경아(2015). 장기요양기관의 케어 전문성 강화 방안 활성화 방안에 관한 연구, 국민건강보험공단 건강보험정책연구원.
유애정(2013). 치매의 사회복지적 접근, 2013년 한국노년학회 추계학술 대회 자료집.
이해영(2014). 노인복지론. 서울: 창지사.
이인실 외(2004). 치매노인을 위한 운동프로그램이 보행능력에 미치는 영향, 대한물리치료 학회지 제13권 3호.
전도근(2008). 우리 집 밥상에서 더할 음식 & 뺄 음식. 서울: 북포스.
전도근(2010). 스트레스 역설의 건강학. 서울: 책과 상상.
전도근(2011). 엄마표 아동비만 119. 서울: 책과 상상.
조맹제 외(1999). DSM-III-R 주요 우울증에 대한 한국어판 Geriatric Depression Scale(GDS)의 진단적 타당성 연구, 신경정신의학 38 : 48-63.
조유향(2006). 치매노인케어론. 서울: 집문당.
중앙치매센터(2014). 2014년 치매상담매뉴얼 I, II, III.
한국산업안전보건공단(2011). 요양보호사 근골격계 질환 실태조사 및 예방매뉴얼 개발 보고서
통계청(2014). 2012년 치매유병율 조사.
통계청(2012). 장래인구추계.

Alzheimer Society of Canada(2011). Guidelines for care ; Person-centered care of paople with dementia in care homes.

BMG(2012). Pflege-Neuausrichtungs-Gesetz.

Departmenr of Health Westem Australia(2011). Dementia model of care.

OECD(2015). Addressing Dementia, OECD Health Policy Studies.

OECD(2014). Dignity in Dementia : How better policy improve the lives of people with dementia.

저자소개

전도근

공주대학교 사범대학 일반사회교육과를 졸업하고, 경희대학교 교육대학원에서 교육공학을 공부하였으며, 홍익대학교 대학원에서 평생교육정책으로 박사학위를 받았다. 의정부고등학교, 의정부여자고등학교, 화수고등학교에서 16년간 학생들을 지도하였고, 강남대학교에서 5년간 교수로 재직하였으며, 스스로평생교육원 원장을 역임하였다. 지금까지 건강, 교육, 컴퓨터, 요리, 자동차, 서비스 등과 관련된 50여 개의 자격증을 취득하였으며, 대학교, 지방자치단체, 교육청, 평생교육원, 국가전문행정연수원 및 각종 기업체 연수원 등에서 3,000여 회의 특강을 하였다. 건강에 대한 관심을 갖고 《스트레스 힐링》, 《우리집 밥상에서 빼야할 음식 더할 음식》, 《100세 쇼크》 등 200여 권을 집필하였다.

행복한 노후생활을 위한 치매예방과 치료
2018년 1월 25일 1판 1쇄 인쇄
2018년 1월 30일 1판 1쇄 발행

저 자 전도근
펴낸이 조재성
펴낸곳 서현사

등 록 2002년 8월 14일 제 03-01392호
주 소 경기도 고양시 일산동구 중앙로 1055번지 레이크하임 206호
전 화 031-919-6643
팩 스 031-912-6643

ISBN 978-89-94044-97-2 93510

정가 14,000원